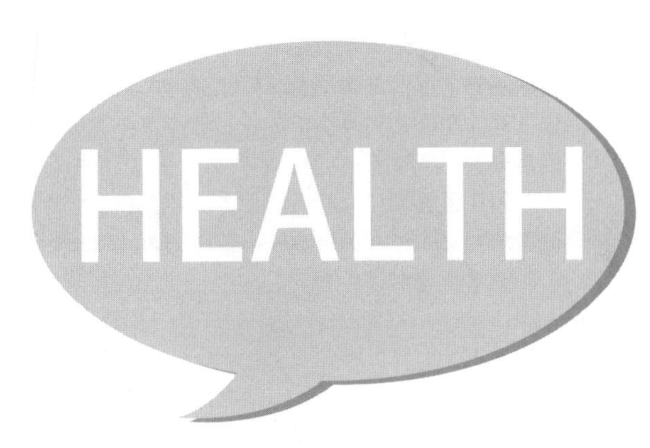

瑞金医院医务人员结合临床实践撰写完成

瑞金医生教你
健康那些事儿

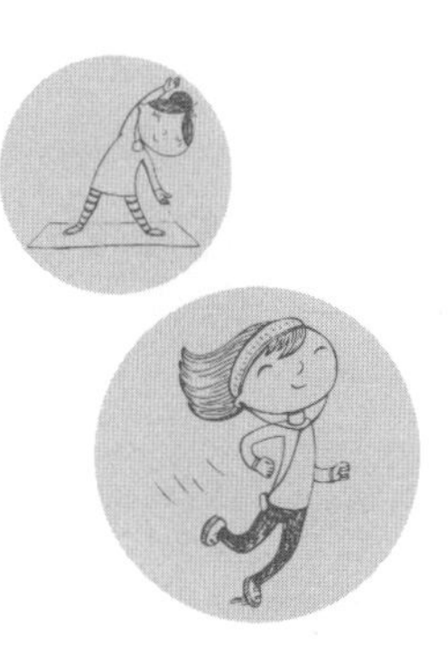

主编　陈尔真　俞郁萍

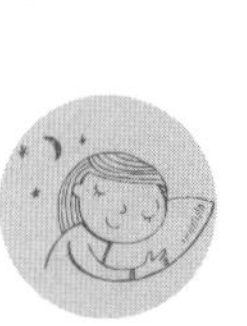

上海交通大學出版社
SHANGHAI JIAO TONG UNIVERSITY PRESS

内容提要

本书是一本医学科普书，包含六个板块："防治结合，医病有道"，讲述临床常见疾病的预防和治疗；"无惧'肿瘤君'"，涵盖了常见恶性肿瘤的预防和治疗知识；"成长的烦恼"，聚焦婴幼儿和青少年成长过程中可能遇到的各种常见疾病；"健康美丽养成记"关注的是有关"面子、形象"问题的方方面面；"养生的智慧"集结了当下人们最为关注的养生话题和误区解读；"家庭用药宝典"教您如何规避风险、正确用药。本书中的所有内容均由瑞金医院医务人员结合临床实践撰写完成，用通俗生动的语言，向读者介绍科学权威的医学健康知识。

图书在版编目(CIP)数据

瑞金医生教你·健康那些事儿/陈尔真，俞郁萍主编. —上海：上海交通大学出版社，2021

ISBN 978-7-313-22638-9

Ⅰ.①瑞… Ⅱ.①陈…②俞… Ⅲ.①医学—普及读物 Ⅳ.①R-49

中国版本图书馆CIP数据核字(2020)第008935号

瑞金医生教你·健康那些事儿

RUIJIN YISHENG JIAO NI · JIANKANG NAXIE SHIER

主　　编：陈尔真　俞郁萍

出版发行：上海交通大学出版社　　地　　址：上海市番禺路951号

邮政编码：200030　　电　　话：021-64071208

印　　制：苏州市越洋印刷有限公司　　经　　销：全国新华书店

开　　本：710mm×1000mm　1/16　　印　　张：16.25

字　　数：255千字

版　　次：2021年1月第1版　　印　　次：2021年2月第2次印刷

书　　号：ISBN 978-7-313-22638-9

定　　价：49.00元

瑞金医生教你·健康那些事儿

主　　编　陈尔真　俞郁萍

执行主编　朱　凡
副 主 编　唐文佳

编 写 组　李　晨　杨　桦　曹　璐　单凌霄　卞冬生
插　　画　邬秋晨　蒋　琰　韩秋琳　顾　闻

前　言

随着“健康中国2030”行动的开启，国务院特别提出了实施健康知识普及行动的重点任务以及实现在2022年全国居民健康素养水平不低于22%的具体目标。该如何做好健康知识普及、切实提升全民健康素养呢？这是我们一直在思考和探索的问题。正所谓“白衣秉丹心”，医务人员和医疗机构不仅要有“追求卓越”的专业精神，更不能忘却“广博慈爱”的人文关怀。基于此，我院宣传团队始终以社会责任为己任，致力于做有内容、有温度、可传播的医学科普，让健康理念真正深入人心。

作为全国顶尖的综合性医院，同时也是上海市首批科普教育基地，瑞金医院立足自身丰富的医疗资源，依靠强大的专家团队，做权威科普、专业科普；同时，注重策划，紧跟社会热点，敏锐地发现并回答百姓生活中常见的医学问题，将生涩的医学知识通过大众喜闻乐见的形式传播，做有趣科普、”网红”科普。此外，还以官方微信为载体，坚持用心制作设计、落实三审三校，做版面精美、可读性强的科普。

编者特别选取了近年来在医院官微中广受读者好评的优质科普文章，精心整理成册，涵盖常见病、肿瘤疾病、女性健康、养生误区、养儿育儿、家庭用药等大众关心的医学领域，编写了一本内容翔实的医学科普书。希望帮助读者走出健康误区、了解健康知识，带着书中的温暖，热爱生命、积极生活。

目　　录

1

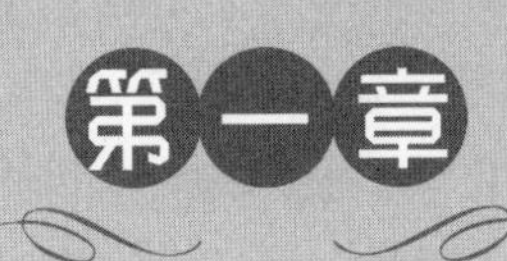

防治结合　医病有道

高温天，一定要减降压药？

高温天，人体血压会发生哪些变化？血压确实与气温相关。总的来说，冬天人体血压会相对高些，因为寒冷会直接导致血管收缩，寒冷也会激活肾素—血管紧张素系统导致血压升高；而夏天，血压则会相对降低一点，主要的原因在于温度升高后血管扩张，同时由于夏天出汗较多，体液相对减少了，这些都会引起血压下降。但气温引起的血压波动，并不像大家想象中的那么大，有一项研究显示，一年中温度最高的7月与温度最低的1月，收缩压下降6.7 mmHg，舒张压下降2.9 mmHg。总的来说，温度每升高10℃，收缩压约下降2 mmHg。所以气温虽然影响血压，但幅度并不会很大，而且个体化差异很大。

所有的患者在夏天都可以停减降压药吗？回答当然是否定的。首先，如果患者生活在南方，比如广州、深圳，那里冬天与夏天的气温差别不大，由此导致的血压变化很小；其次，患者的生活工作环境也有影响，如果患者整天都在空调系统里，室外高温可能并不会影响他，这样血压的变化就不大，另外高温导致血压下降重要的因素是出汗，如果患者夏天流汗不多，这样血压可能下降幅度有限；再次，有研究显示虽然夏天高血压患者白天的血压较冬天下降，但晚上由于气温升高导致的夜眠差，反而会导致夏天夜间血压比冬天夜间血压更高，而夜间血压升高更危险。最后，还有一些反季节性血压升高的患者，就是夏天血压反而较冬天升高，主要因为高温导致心情烦躁，此类精神因素造成了血压升高。

所以夏天可以停减药的观点并不适用于所有的高血压患者。如果患者到了夏天，不经血压测量擅自减药甚至停药，这样会导致血压升高，波动变大，增加心脑血管疾病发生的风险。夏天是否可以停减降压药不是由温度决定的，而是由患者的血压决定的。如果患者夏天确实血压有所下降，可以在医生的指导下减药。由于不少患者夏天夜间血压并不下降，所以在停减药之前，不仅要监测家庭血压，更建议做个 24 小时动态血压，全面评估一下全天的血压水平，如果确实血压较冬天明显下降，可以适当减药。

那么血压多少才考虑减药呢？如果在 110/60 mmHg 以下，甚至出现头晕等低血压症状，这时可以适当减药。一般一种药物可以使收缩压下降 10 mmHg，所以夏天可能可以减少半片降压药物，但能完全停药的患者不会很多。考虑到夏天患者出汗等原因，如果在服用利尿剂的患者，建议可适当停减利尿剂的剂量，当然也要结合每个患者的具体病情，在医生指导下停减药物。

文/高血压科　许建忠

冬季高血压患者该注意什么？

进入冬季昼夜温差大，气温偏低，人体受到寒冷刺激后，会导致自主神经兴奋，全身毛细血管收缩导致脑部缺血缺氧，加速了血栓的形成。同时气候干燥，人体消耗水分多，容易造成体内缺水，血液黏稠度高，血流减慢，血容量不足易导致缺血性脑中风。

秋冬季高血压患者应特别注意自我预防，尤其要注意以下 6 点事项：

(1) 在清晨醒后要立即服用降压药，减缓清晨血压升高的程度和时间，从而减少并发症发生的概率。晨起前宜喝杯水休息一会儿再起床。可以把降压药物放在床头。

(2) 大便时不宜久蹲用力，以免颅内压增高导致脑溢血，必要时，可适当摄入通便的食物或药物。

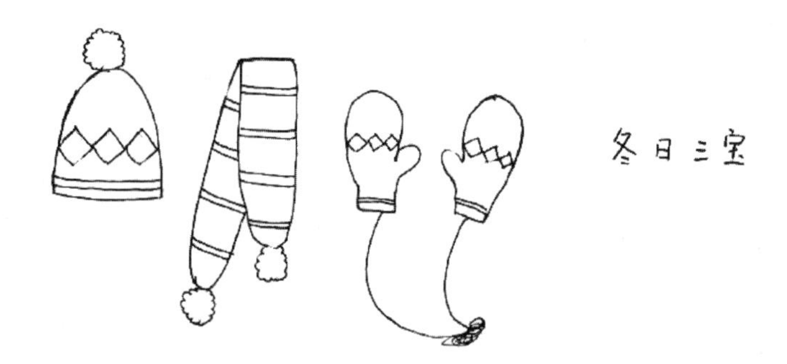

(3) 外出穿戴，要注意防寒保暖，及时增加衣物，避免迎风走路。避免使用太热、太冷的水洗澡。注意防止寒冷刺激，因为寒冷刺激使血管收缩，易造成血压升高。另外，血压不稳定的患者不宜在天气寒冷时外出晨练，建议冬季 9 点以后再出门锻炼。

(4) 坚持科学的生活方式：生活规律，劳逸结合，避免过度疲劳。

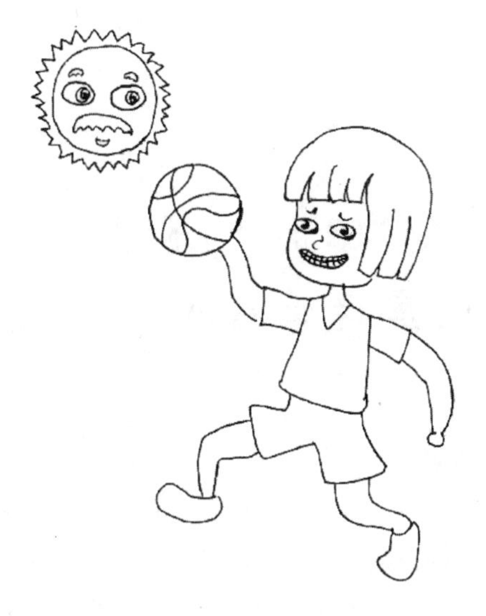

(5) 要注意控制情绪，避免精神刺激、紧张，尤其不能过度生气或过度兴奋。

(6) 要注意保持良好睡眠。睡觉之前可用热水泡泡脚等，不要看或听容易引起情绪波动的电影、电视、书籍、音乐等。

文/高血压科 **陶 波**

预防“中风”，不要以为这只是老年人的“专利”

冬季气候变化大，时常发生气温骤降的情况。在这种气候下很容易引发脑血管疾病。退休职工张老伯年过七旬，患高血压病20多年。张老伯起床刷牙时发觉自己右手不听使唤，当时没在意，午餐时发现右手拿不了筷子，从椅子上站起来时右腿使不上力气，摔倒在地上。

张老伯的老伴急忙打电话给儿子，等儿子赶到后才打120把老伯送到医院，医生通过检查初步诊断为脑梗死，但已经错过了溶栓的最佳时间窗。做了头颅磁共振后，确诊为急性脑梗死，住院半月后，张大爷病情好转出院，但遗留右侧肢体偏瘫，对生活造成了很大影响。

事实上，脑梗死患者正在趋于年轻化，有的患者甚至还不到30岁。究其原因，往往是患者预防意识薄弱或中风后没有得到及时救治导致。

什么是脑梗死？我们应该如何预防？一旦发病又该如何识别呢？

脑梗死是好发于中老年人的一种常见的脑血管疾病，我国卒中（中风）的发病率在120～180/10万，其中脑梗死占了70%～80%。

脑梗死包括脑血栓形成、脑栓塞和腔隙性梗死等类型。多数患者伴有高血压、糖尿病、高血脂等病史。常在安静或睡眠中发病，可以有偏瘫、肢体麻木、语言障碍等表现，头颅CT或MRI可以发现脑梗死病灶。约半数患者遗留功能障碍并影响生活。

预防脑梗死应密切关注危险因素，包括高血压、糖尿病、脂代谢紊乱和吸烟等。

（1）高血压患者要监测血压，通过低盐饮食、降压药等方法把血压控制在140/90 mmHg以下。

(2) 糖尿病会导致代谢异常，容易引起血管病变。须通过饮食（管住嘴）、运动（迈开腿）、降糖药等方式控制血糖。

(3) 高血脂易引起动脉粥样硬化，建议患者低脂饮食，加强运动，并对症予以降脂药物控制血脂水平。

(4) 吸烟（包括二手烟）也是脑梗死的明确危险因素。吸烟会加速脑动脉硬化，降低脑血管的舒缩功能。女性即使不吸烟，但若其伴侣吸烟，其发病风险会相应升高。因此，吸烟者要积极戒烟，不吸烟者也要尽量避免吸入二手烟。

识别脑梗死，应牢记“FAST”口诀。F(face，脸)，是否能够微笑？是否感觉一侧面目无力或麻木？A(arm，胳膊)，是否感觉一只手没有力气？或者根本无法举起？S(speech，言语)，能否流利对答，有无言语困难或吐字不清？T(Time，时间)，记下发病时间，快速拨打 120 求助，赢得“黄金”抢救时间。

如果身边的人出现上述一个或多个症状，一定不能等，要及时拨打 120，第一时间送到有条件和能力进行规范诊疗的医院进行救治。因为，3 小时是脑梗死静脉溶栓的黄金时期，通过溶栓可以使血管再通，有望挽救缺血、缺氧的脑组织。

文/神经内科 尹豆 王刚

“早老性痴呆”离我们有多远？

随着岁月的流逝，人们渐渐地感到自己不如年轻时那么充满智慧和活力了。退休离开工作岗位以后，寂寞的环境、空虚的生活让老人们感到无所事事，甚至大脑都好像被掏空了一样。人们不禁要问：这是正常的衰老过程，还是让人望而生畏的老年痴呆？

我们把人的记忆能力、计算能力和执行生活任务的能力统称为认知能力，这部分能力是由大脑决定的。大脑能力与我们的其他身体器官功能一样，随着年龄增长不断增强，然后逐渐衰退。一般而言，大脑能力与身体其他器官的衰老过程是基本一致的。在某些疾病情况下，大脑会先于身体其他器官出现衰退。这时候，人就会出现与年龄不相称的认知能力低下，即所谓“痴呆”或“认知损伤”。

痴呆就是阿尔茨海默病吗？

“痴呆”，或者俗称的“老年痴呆”，不是一种疾病，而是一大类疾病。在这其中，最常见的便是阿尔茨海默病，历史上也被称为“早老性痴呆”或“老年痴呆”。阿尔茨海默病在65岁以上人群中的发病率约5%～6%，而80岁以上人群的发病率将近10%。患者首先表现近期记忆下降，然后逐渐发展到远期记忆、计算能力、执行能力，最后患者的所有认知能力均被破坏。

“痴呆家族”还有一些成员：伴随多次中风发生或小血管病变的“血管性痴呆”；容易造成脾气性格及行为方式改变的“额颞叶痴呆”；容易产生幻觉和运动障碍的“路易体痴呆”；长期罹患帕金森病后出现的“帕金森病性痴呆”等。

另外，甲状腺功能异常、梅毒感染、叶酸及维生素摄入不足、抑郁情绪等也可以导致“痴呆样”表现，并不是真正意义上的“老年痴呆”。

痴呆存在多种复杂病因和类型，每种痴呆的治疗方法不尽相同。因此，每一个前来医院就诊的患者需要按医生的要求，完成一系列检查，明确痴呆的类型并对症下药。

老年痴呆是怎么发生发展的？

老年痴呆并不一定到了“老年”才发生。以最常见的阿尔茨海默病为例，它的发展是一个缓慢而连续的过程。部分患者在55岁左右就逐渐起病，表现为健忘、丢三落四、前讲后忘等。这个阶段称为“轻度认知损伤”。一部分患者停留在这个阶段不再进展，而一部分患者则逐渐表现出其他认知功能的减退，同时可能伴有兴趣减弱。比如：以往的业余爱好都不怎么喜欢了，家务也做得越来越马马虎虎。随着病情的发展，患者认知和生活能力逐渐下降，直至不认识亲人，完全失去生活自理的能力。部分患者会出现脾气性格的明显改变，或者出现幻觉、妄想等精神症状。到了疾病晚期，患者失去了主动进食，吞咽，咳嗽咳痰，翻身等最基本能力，最后死于营养耗竭、肺炎、痰液窒息、严重压疮等并发症。

老年痴呆能治吗？

俗话说，病来如山倒。幸运的是，虽然痴呆类疾病令人生畏，但它的发生发展在大多数情况下却是一个缓慢的过程。如同高血压和糖尿病，痴呆也是一个慢性疾病。我们要有足够耐心来与它展开漫长的抗争。

治疗的主要目标，是延缓认知下降的速度，尽可能地保持患者的生活能力。治疗可以使得大脑衰退的程度接近身体的衰退程度，力争实现“生理性衰老”。

治疗越早开始越好。“轻度认知损伤”是治疗的关键期。在这个时期，患者的生活能力还没下降，能够配合各种治疗方式，包括认知训练治疗、药物治疗等。因此，人们要常常关注自己的认知能力，如果感觉有记忆下降等情况发生，应及时求助于记忆专科或神经内科医师。

老年痴呆如何预防？

老年痴呆的预防包括多个方面。第一，要积极防治脑血管疾病，控制血压、血糖，避免因中风、缺血等原因造成大脑的二重伤害。第二，在饮食方面，可多进食新鲜的水果、蔬菜及深海鱼类等。浆果类的食物，如西红柿、草莓、蓝莓等，被认为有一定的预防大脑衰退的作用。第三，必要的大脑和身体训练，也是预防大脑功能衰退的方法。目前上海瑞金医院神经内科的记忆研究团队，正在开展这方面的科研和临床工作。他们发现，科学设计的智能训练软件可以有效提高老年人群的图形记忆和语词记忆，延缓大脑衰老速度。

老年痴呆的防治工作是一项持久战。预防或治疗痴呆需要患者、家属和医师，甚至社区工作人员的多方面配合和努力。目前，虽然阿尔茨海默病等痴呆仍是不可治愈的疾病，但科学家已经开发出多种预防和治疗的方法，可以有效延缓大脑衰退的速度，使之尽可能地与身体的衰老速度“同步化”，提高晚年生活质量，同时减轻家庭负担。

文/神经内科　汤荟冬　李彬寅

库欣综合征究竟是一种什么病？

《人间世》第二季热播，在第 4 集《命运交响曲》中，提到了一种罕见的内分泌疾病——库欣综合征。2014 年的一项研究证实，库欣综合征发病率为 5～6 例/百万人，因此，这是一类实实在在的罕见病。即使诊断、手术都获得成功，也才是攻克了第一关，若是没有科学的管理、坚强的意志，患者依然有可能“闯关失败”。

库欣综合征，指 7 种不同发病机制的肿瘤性疾病组合，其中大多数是由垂体肿瘤导致。这就意味着，只有在明确、可靠的诊断之后，患者的手术治疗才能展开——毕其功于一役。但是其诊断并非易事，即便有了现代如此先进的技术条件，仍有超过一半的患者，在手术前是无法“看”到肿瘤的。内分泌学是研究激素的一门科学，激素是机体维持稳态的体液调节因素，人体内的激素水平一直在变化之中，即在不同状态下有相应的升高或降低，库欣综合征就与人体一种激素的异常有关。

人体内的“糖皮质激素”叫做皮质醇，而内源性的皮质醇增多就是导致库欣综合征的直接原因。长期皮质醇增多会导致严重血管病变，包括高血压、糖尿病、骨质疏松、凝血功能障碍以及感染等等。若是不经治疗，库欣综合征患者仅有一半可以活过 5 年。但是，皮质醇又是生命必需的激素，过低水平的皮质醇会直接导致死亡——如果机体完全没有皮质醇，在应激状态下将活不过 8 小时。库欣综合征十分罕见，且发病机制各有不同，这都给准确诊断带来了很大困难。但在内分泌科以及神经外科医生的眼中，准确诊断才是真正困难的开始。更令人难以接受的是，患者的手术越是成功，皮质醇水平越会降到极危险的低水平。如果没有达到这种危险状态，反而说明手术没有完全切除肿瘤。即使患者安全度过术后危险的第一个月，他也将面临更加痛苦的恢复过程——乏力、胃口不好、恶心、呕吐、蜕皮、脱发以及全身骨痛，这些症状会依次出现、逐渐加重，再慢慢缓解，逐渐消退。目前，全球多数中心库欣病的临床诊治，患者平均缓解率为80%～85%。

瑞金医院库欣病的手术成功率，已经连续5年在91%以上。这得益于内分泌科不断探索，提高术前诊断技术、术后垂体功能替代能力；神经外科坚持不懈地完善手术技术，制订合理的围手术期观察和治疗规范，最终才能获得较好的疗效。

然而，库欣病患者可能合并严重的焦虑症，据统计，超过一半的库欣病患者罹患重度抑郁、非典型抑郁和其他类型的精神心理异常。库欣综合征患者，更需要的是理解和关爱。

文/内分泌与代谢病学科　苏颋为

吸脂入肺，血管遭罪！
脂肪栓塞综合征你了解吗？

梦幻的婚礼，美美的婚纱，大概是所有女孩的梦想吧！为了这一天，为了呈现最美的自己，有人做美容，有人健身节食……曾经采取多种减肥措施都收效甚微的小程，这次为了立竿见影减肥效果铤而走险。然而这错误的一步，使她差点毁了自己的婚礼。

一个后悔的决定

小程说的立竿见影的东西是什么呢？就是抽脂。抽脂瘦身是现在流行的一种减肥方法，它通过一根直径 2 毫米的针头深入皮下脂肪层，把油腻腻的脂肪吸出体外，达到快速瘦身的效果。然而，看似简单的抽脂，却潜伏着巨大的风险，小程不幸中招了！

此刻躺在病床上的小程，既承受着身体的痛苦，更让她担心的是，准备了很久的婚礼还能如期举行吗？

原来，手术进行到一半，美容师正准备为她翻身抽取背部脂肪时，小程突然出现呼吸困难和剧烈呕吐等情况，被紧急送往瑞金医院急诊。

抽脂引发严重后遗症

凌晨两点，瑞金医院呼吸与危重症医学科响起了一阵急促的电话铃声："我是急诊抢救室，收了一例 29 岁的女性患者，抽脂手术过程中突发胸闷气促，外院怀疑肺栓塞，现在指氧饱和度只有 80%。"

查看病人时，烦躁、痰中带血、极度胸闷、腰部有明显的皮下瘀斑，即使面罩加鼻导管双通路吸氧情况下指氧饱和度也就 80%。呼吸与危重症医学科从事肺血管专业的丁永杰医师在仔细分析和研究病情后，断定这是一例十分特殊的肺栓塞病例——脂肪栓塞综合征。

脂肪栓塞综合征是由于外伤或手术过程中脂肪栓子进入循环系统，随血流阻塞全身各处小血管，尤其是阻塞肺内毛细血管，使其发生一系列的病理改变。典型的临床表现为手术或外伤后24～48小时突发的呼吸困难、意识障碍和皮下瘀点，严重威胁到患者的生命安全。

什么是脂肪栓塞综合征?

与我们熟知的血栓栓塞不同，除了栓子造成的机械阻塞外，脂肪栓子对机体还能产生严重的毒性反应，使得病变范围更广泛、病情更严重。

时间就是生命，小程立刻被安排进行了一次CT检查。结果显示，她的肺部呈现“暴风雪”般的改变，这是脂肪栓塞综合征典型的影像表现。

纠正低氧和酸中毒、防治和减轻重要脏器功能损害成为当务之急。医生们立即调整了治疗方案；高流量吸氧、激素减轻中毒反应、白蛋白结合游离脂肪滴、低分子肝素预防继发血栓形成。当天蒙蒙亮的时候，小程的氧饱和度终于稳定下来了。

如期披上婚纱

第二天小程就转入了呼吸与危重症医学科病房，在医务人员的精心治疗下，得到了快速恢复，短短5天时间，就可以脱离氧气，下床活动了。前几天，新娘小程给医务人员送来了结婚喜糖，“没想到自己钱花了，身体受了罪，减肥没减成就算了，差点命也没了。”追悔莫及的小程感叹说，真不敢想象，差点搞砸了自己的婚礼!

呼吸与危重症医学科主任医师周敏告诉大家:

(1) 肺栓塞是由内源性或外源性栓子阻塞肺动脉引起的肺循环障碍，常见的有血栓栓塞、脂肪栓塞、空气栓塞、羊水栓塞等。

(2) 不同类型的栓塞，其处理方法也是截然不同的。

(3) 手术或外伤是发生急性肺栓塞的高危因素，一旦发生即直接危及生命，早期诊断是抢救的关键，而这个“早”字集中体现了医护人员的认知和技术水准。

脂肪栓塞综合征的主要表现

(1) 皮下出血。可出现在伤后2～3天，在双肩前部、锁骨上部、前胸、腹部等皮肤疏松部位出现，也可见于结膜或眼底。

(2) 呼吸系统表现。呼吸困难、咳嗽、咳痰(经常有血性)；典型肺部X线可见全肺"暴风雪"样阴影。

(3) 神经系统表现。头痛、不安、失眠、兴奋、谵妄、错乱、昏睡、昏迷、痉挛、尿失禁等症状；偶尔可有斜视、瞳孔不等大。

节食太难，运动太累。抽脂能让人秒瘦，满足爱美人士想瘦哪里瘦哪里的愿望。但专家提醒，采用这种躺着就能瘦的懒办法务必要慎之又慎！千万别用健康换美丽。

文/呼吸与危重症医学科　**周剑平**

听说它能救命又很贵，“魔肺”ECMO究竟是啥？

《流感下的北京中年》以及各种读后感的文章持续刷屏朋友圈和网络，成为春节前一大热点。身边非医疗圈子的朋友除了关心流感致命的话题，更对文中提到的“魔肺”——ECMO 的应用和花费感到疑惑，而医疗圈内的朋友也对此有所讨论。看完这篇帖也许能解开您的困惑。

ECMO 是什么？

Extracorporeal Membrane Oxygenation，即体外膜肺氧合，音译“叶克膜”，是体外生命支持(ECLS)的一种方式，通过将体内血液引出经过体外的膜肺和血泵再输回体内，对急性呼吸或循环衰竭的患者进行全部或部分的有效支持。

1953 年，就有国外医师进行了早期类似技术下的心脏手术。1972 年首例创伤后呼吸衰竭的病人接受了 ECMO 治疗并治愈。在过去数十年中，此技术的应用有了快速的进展，已成为常规治疗方法无效时，挽救成人和儿童严重心肺功能障碍的必要措施。

ECMO 能救命吗？

简单来说，它就是心肺替代，使用人工膜肺和人工泵，让心和肺得到充分的休息，并维持机体所需的氧供和血流，为心肺功能的恢复赢得宝贵的时间。国际医学界著名的 CESAR 研究提示严重呼吸衰竭患者被随机分配进入治疗经验丰富的 ECMO 中心或无 ECMO 专业人员的普通医院，6 个月后患者的病亡率和重度残疾情况前者较后者均获得改善。《北京中年》文中的患者所在的北京中日友好医院在 ECMO 治疗中就非常有经验，有许多成功的案例。但归根结底，ECMO 仅是一个支持手段，针对原发病有效治疗才是关键。而文中的患者是由于重症感染控制不佳，最终导致遗憾的结局。

此外，ECMO 的并发症也非常常见，如出血或栓塞，且与病死率的增高显著相关。这些并发症与基础疾病有关或与 ECMO 使用(外科插管、体外循环、持续抗凝等)有关。因此，使用 ECMO 是有非常明确和限定的适应征和禁忌症，往往是多种治疗无效时才使用的“最后一招”。医疗团队会对患者进行严格筛选，对需要接受 ECMO 多长时间才能足以使脏器功能恢复，并可脱离 ECMO 支持进行评估。有资料显示心脏术后心衰进行 ECMO 时间超过 5 天，预后不佳，而 ECMO 辅助呼吸功能超过 2 周无好转，则可能无改善。

每家医院都有 ECMO 吗?

ECMO 并不像监护仪或呼吸机存在于每家医院之中，即使在公立医院等级最高的三级甲等医院的重症医学科，也不是每家都有。此类技术的开展需要重症医学专科医师、呼吸科医师、体外循环医师、麻醉科医师、外科医师、高年资护士以及设备的管理和维护工程师等众多人员，即一整个团队，并且团队成员需要进行多次的理论培训和模拟演练，才能安全有效地实施 ECMO 技术。

ECMO 为什么那么贵?

体外循环的设备和耗材累计要近十万，且不是医保报销范围，而且每天还需承担各种药物以及呼吸机支持等的费用。如此高额的经济负担也是限制此项技术更广泛开展的原因之一。但是，ECMO 花费是一个短期固定花费，与其他严重疾病的治疗费用相比，它居于中等。与某些中风、癌症、心肌梗死患者相比，ECMO 治疗病人的存活比例相对还高一点。

总而言之，ECMO 是运用于传统治疗无效或不平稳的呼吸循环衰竭病人的一项有创支持技术，需严格掌握指征和禁忌，需在有相关诊疗经验的医院实施，需充分告知家属救治成功率、相关并发症和费用负担。

文/呼吸与危重症医学科　**陈　巍**

不能拔牙也不能打针？关于血友病你需要知道这些

4 月 17 日是国际血友病日，下面我们来了解一下跟血友病相关的信息。

什么是血友病？

血友病，是常见的遗传性出血性疾病，临床上分为 A 和 B 两类，分别是凝血因子Ⅷ和Ⅸ缺陷所导致。该病的发病率约为 1/5 000 个出生男性，A 型的发生率是 B 型的约 5 倍。因此，血友病并不罕见。

血友病患者常被称作“玻璃人”，但这个疾病也许并没有你想的那么可怕，这些，是我们需要了解的！

血友病的出血症状

根据体内凝血因子Ⅷ/Ⅸ缺陷缺乏的程度不同，患者表现出轻重不等的自发性或创伤后出血倾向，主要出血部位是关节、肌肉和实质性脏器，皮肤黏膜也可以有出血症状。出血但是难以止住，相当危险。

出血治疗

血友病患者出血，一般的止血制剂无效，必须及时注射凝血因子Ⅷ或Ⅸ制剂。根据出血的严重程度不同和出血的部位差异，凝血因子的使用量有较大区别。

应该注意的是，血友病患者出血，应该尽早输注相应的凝血因子制剂。若一味拖延治疗时间，会加重出血、延迟康复并使治疗费用增加。

预防治疗

重型血友病患者，在没有出血的情况下，定期输注所缺乏的凝血因子，使其血浆凝血因子活性由重型变为中型，可以极大地改善出血症状、减少出血次数。国内外的经验均证实这样的预防措施是极为有效的。成功实施预防治疗的患者，其关节、肌肉、内脏出血的概率大大减少，生活质量明显提高。

外科治疗

血友病患者（尤其是重型）可能会出现关节、肌肉畸形，内脏器官反复出血黏连、移位甚至影响功能。此时，在积极的凝血因子补充治疗下，可以实施各种外科手术，以使患者相应的功能得到恢复。

非因子替代治疗

对轻型的血友病 A 患者，可以选择出血时静脉点滴化学合成药物 1-去氨基-8D-精氨酸加压素（DDAVP）治疗。

制剂安全性

目前，凝血因子Ⅷ或Ⅸ制剂，分别有基因重组和血浆提纯两种产品。在输血相关疾病传播方面，目前的制剂均被证实是安全的。文献报道，约 30% 重型血友病 A 的患者，由于输注凝血因子Ⅷ制剂，可以产生后者的抗体；血友病 B 患者因输注凝血因子Ⅸ制剂，抗体产生的概率较小。抗体一旦产生，会导致常规剂量的治疗无效。

这些事情，血友病患者可以做吗？

（1）可以接受预防接种吗？

血友病患者可以接受预防接种，所不同的是接种后按压的时间要比普通孩子长。

（2）可以进行肌肉注射吗？

血友病患者应该尽量避免肌肉注射，因为肌肉注射极易导致注射局部血肿的形成。若需注射给药，一般可以选择静脉点滴途径。

（3）体育活动能参加吗？

适宜的体育锻炼对血友病患者改善症状，提高关节和肌肉的功能是必要的。血友病患者最适合的体育运动项目是游泳和自行车骑行。

血友病患者可以生个健康的宝宝吗?

凝血因子Ⅷ或Ⅸ基因定位于X染色体上,男性和女性分别有1条和2条X染色体。故血友病一般是男性发病;女性虽然只是携带致病基因不发病,但其可以将致病基因传给男性的后代导致其发病。因此,对血友病家族中有生育愿望的女性实施基因诊断,可以明确其致病基因携带状况。若为致病基因携带者,可以在中孕期实施产前诊断,从而阻断患儿的出血。

此外,辅助生殖技术与基因诊断技术使胚胎水平的基因筛查成为可能,这就是所谓的植入前的基因诊断:在胚胎形成后,通过基因检测,选择健康的胚胎植入母亲子宫,可以从根本上杜绝致病基因的遗传。

血友病有望根治

近年来,已经开展了关于血友病的研究和临床实验工作并取得了理想的成果。其中,有患者参与基因治疗的临床试验。在长达19个月的观察期中,患者凝血因子Ⅷ表达水平接近正常,几乎无出血症状。在应用另外一个血友病高凝血因子IX PADUA突变基因治疗方案单次注射治疗后,使10名患者体内凝血因子Ⅸ的稳定表达已经超过78周。

罹患血友病是不幸的,但又是相对幸运的。因为,该病可防、可治,疾病治愈的曙光已经呈现。愿血友病患者、家庭及社会更多地了解疾病,患者得到社会更多关爱,生活质量不断得到改善。

文/输血科　王学锋

想不到吧？TA居然这样“伪装”成哮喘

而立之年的赵先生是个烟民，平时有点咳嗽咳痰也没当回事，最近感冒后情况发生了变化，不仅白天咽痒干咳，就连晚上也饱受咳嗽的折磨，吵得一家人无法安眠。

在妻子的抱怨声中，赵先生痛下决心与香烟一刀两断，可是一个月过去了，咳嗽症状还没有完全消失，尤其是晚上，经常咳嗽咳醒。赵先生担心身体发生严重问题，惶恐不安地来到医院就诊。一番检查后，医师诊断赵先生患的是咳嗽变异性哮喘(Cough Variant Asthma，CVA)。

咳嗽变异性哮喘以咳嗽为主要或唯一症状，并不存在喘息、胸闷、气急等典型哮喘的症状，这也是其“变异”所在，因此，咳嗽变异性哮喘在临床上很容易被忽视或误诊。

典型症状有哪些？

如何判断咳嗽变异性哮喘呢？专家认为，如果符合以下4个特点就应警惕：

(1) 长期顽固性干咳。常由吸入刺激性气味、冷空气、接触变应原、运动或上呼吸道感染诱发，也有少数患者找不出任何诱因。

(2) 咳嗽症状多在夜间或凌晨加剧，有的患者发作有一定季节性。

(3) 采用止咳化痰药和抗生素治疗这种咳嗽几乎都是无效的。

(4) 在成人中，CVA发病年龄较典型哮喘为高，如果慢性咳嗽患者本身有较明确的过敏性疾病史，如过敏性鼻炎、湿疹或者有家族性的过敏史，需考虑患此种疾病的可能性。

哪些检查能明确诊断？

CVA患者症状不典型，仅凭临床症状做出的诊断敏感性和特异性都很低，因此必须具备可变性气流受限的客观检查依据，排除其他疾病引起的咳嗽，才能明确该诊断。

要证实患者有气流受限必须进行肺功能检查（肺功能检查没有痛苦，患者只需要在技师的指导下，进行呼气和吸气动作即可）。根据肺功能的指标，医生会选择进行舒张试验或者激发试验来证实气道的反应性，必要时可行呼气峰流速（PEF）监测，PEF 平均变异率亦可作为诊断标准之一。

近年来，呼出气一氧化氮（FeNO）作为反映呼吸道炎症的生物标志物受到广泛关注，FeNO 具有无创、快速、可重复性强的优点，联合其他肺功能测试参数，有助于提高 CVA 的诊断率。除此之外，诱导痰的嗜酸性粒细胞增高也是 CVA 的特征改变。

除了咳嗽，CVA 还有哪些“面具”？

除了咳嗽变异性哮喘以外，我国学者还发现，有些患者没有传统哮喘病人喘息和呼吸困难的症状，也没有反复发作的咳嗽，在肺部听诊时也听不到哮鸣音，但他们却具有气道高反应性和可逆性气流受限的哮喘典型肺功能检查特点，并且在实施激素吸入或激素吸入加支气管扩张剂的抗哮喘治疗后，都收到了理想的治疗效果。呼吸专家将具有以上共同特征的特殊哮喘病症，命名为胸闷变异性哮喘。

现在我们知道除了经典哮喘，还有以咳嗽和胸闷为主要表现的两种变异性哮喘。这两种哮喘由于症状不典型，常被贻误诊治。在此提醒有相关症状的患者引起重视，及时至呼吸科咨询，进行相关检查，早日明确诊断。

文/呼吸与危重症医学科　**戴然然**

哮喘真的会遗传吗？

“大夫，哮喘会不会遗传呀？我的哮喘会遗传给孩子吗？”这一类咨询在呼吸科门诊很常见。

哮喘是否遗传，这是许多罹患哮喘的人十分关心的一个话题，也是广大医务工作者必须解答的问题。哮喘作为最常见的慢性呼吸道疾病之一，给人们造成较大的经济负担与心理压力。哮喘患者深受其害，他们担心如果哮喘遗传给下一代，会给下一代带来很多痛苦。

那么哮喘真的会遗传吗？

哮喘本身作为一种疾病是不会遗传的，但是个体发展为哮喘的趋势是可以遗传的。如果您的父亲或母亲患有哮喘，那么您患哮喘的可能性比他/她没有哮喘的概率要大；如果您的父母都患有哮喘，那么您发生哮喘的可能性比父母中只有一位患哮喘的概率更大。另外，同卵双胞胎同时罹患哮喘的概率较异卵双胞胎大。

现在的观点认为哮喘是一种“复杂”的疾病，与遗传相关。一方面，如果双胞胎中的一个患有哮喘，那么另一个发生哮喘的可能性只有三分之一，尽管两者基因中的遗传信息是相同的。另一方面，从事某些职业的人比没有从事这些工作的人更容易患哮喘。例如，木材厂工人更容易因职业暴露罹患哮喘。像其他许多疾病一样，哮喘是遗传与环境共同作用的结果。虽然个体的遗传信息无法改变，但是我们可以从改变环境入手来影响结局。

那么有哪些方法可以改善这种情况呢？①孕期饮食：其实没有确切的证据表明在孕期摄入何种特定的食物会增加子代患过敏性哮喘的风险。相反，一些生育前队列研究发现，孕妇摄入常见过敏性食物（如花生、牛奶、小麦等）与其子代的过敏和哮喘减少有关，因此对无食物过敏的孕妇而言，在孕期不建议进行特别的饮食限制或添加。②母亲肥胖或超重：怀孕期间母亲肥胖和体重增加会增加子代患哮喘或喘息的风险，所以应该适当控制孕期的体重，不要过度肥胖。③母乳喂养：母乳喂养能降低婴幼儿喘息的发生，仍应鼓励母乳喂养。④维生素D：孕期进食富含维生素D和维生素E的食物，可以降低儿童喘息的发生。⑤鱼油和长链多不饱和脂肪酸：国外的研究发现妊娠后期母亲服用高剂量的鱼油可降低学龄前儿童哮喘或喘息的发病率。

因此，哮喘会不会遗传这件事，并不是非常简单的一个问题。科学的对待、及时的识别和必要的预防才是正确积极的做法。

文/呼吸与危重症医学科 汤葳

每分钟有1人因它死亡，心脏发出的这些求救信号你知道吗？

“阿爸，太阳出来月亮回家了吗？对啦。”这是歌曲《吉祥三宝》中大家耳熟能详的“阿爸问答”。创作并演唱这首歌曲的“阿爸”——蒙古族音乐人布仁巴雅尔因突发心梗去世，年仅58岁。阿爸去了天边，从此再无“阿爸问答”……

其实，在心梗发作前的几个小时或几天，多半都会有先兆。那么，我们该如何在第一时间做出判断以及如何急救与预防呢？

哪些症状是心梗的“先兆”？

心梗发作前大部分都有“先兆”，比如：反复胸闷，胸痛，发作加重，频率增多，特别是夜间容易从睡梦中憋醒，服用麝香保心丸或硝酸甘油后胸闷胸痛缓解的效果也不明显。如发生以上症状就应该及时就医。

心梗的表现

胸部不适：大多数心梗的发作会导致胸部中央、心前区出现不适，这种不适可以是持续性的，也可以是时有时无的。患者可能会感到压榨样疼痛、闷痛等。所以如果有人出现胸部不适，首先就应考虑心脏病发作。

上半身其他部位出现不适：这些部位可以包括一侧或双侧上肢、背部、颈部、下巴或上腹部。这是因为心脏病发作有时疼痛部位会不典型，医院急诊科医生会对所有上至牙痛，下至腹痛的病人都做心电图检查，来明确不适是否由心梗所引起。

气短：可以伴随或不伴随胸部不适。

其他征象：包括出冷汗、恶心或头晕等。

心梗急救指南

让患者保持镇静,停止活动,平静心情,这可以减少心肌的耗氧量。拨打 120 急救电话,服用一些急救药物:如硝酸甘油、麝香保心丸等都可以含服,一般几分钟以后胸痛可以缓解,及时送医就诊,如果患者出现意识不清、呼吸停止,那就需要实施心肺复苏。

重要提醒

心梗时相应的血管被血栓堵住,这时应立即进行支架植入,不仅能开通血管同时也能救命。值得注意的是,在入院时急性心梗患者和家属应尽量配合医生,及时在知情同意书上签字。心梗发作时,"时间就是心肌",超过 20 分钟就可能造成心肌细胞大量死亡。

老年人、女性或糖尿病人的心脏病发作症状往往不典型,比如表现为烧心、消化不良等,他们可能会出现背部、下巴、颈部或肩部不适,对此尤其需要注意。

很多人不愿意承认他们的不适是心脏病发作引起的,如果怀疑是心脏病,请迅速拨打急救电话,不要犹豫,因为心脏病发作时病情往往是瞬息万变的。

不要让患者自己驾车去医院,让专业的急救人员赶到现场,医务人员可以在发病现场进行心电图检查,使用抢救药物,同时急救人员会和医院急诊科联系,开通绿色通道,让患者在第一时间得到最恰当的治疗。

文/急诊科 童建菁 倪钧

天气变化，当心脑子里的“定时炸弹”

秋季气温迅速降低，大家要关注的可不仅仅是感冒，秋冬季也是心脑血管疾病高发的季节。在脑血管疾病中，脑血栓、高血压性脑出血、颅内动脉瘤常常位列急诊科就诊疾病量的前三。

高血压性脑出血

高血压性脑出血是高血压病最严重的并发症之一，常发生于50～70岁，男性略多于女性，在天气变化剧烈或极端气候时易发。高血压性脑出血常在剧烈活动、过度用脑、情绪激动等时刻发作，起病急骤，往往在数分钟或数小时内病情发展到高峰，其中豆纹动脉破裂最为多见。

发病时有何表现？

临床表现因出血部位、出血量、全身情况等因素而不同。一般表现为突然出现剧烈头痛、恶心、呕吐，并且多伴有躁动、嗜睡或昏迷、口角歪斜、肢体偏瘫、大小便失禁等。

如何治疗？

高血压性脑出血的治疗包括保守治疗和手术治疗，如果患者出血量较小（幕上＜30 ml或幕下＜10 ml）可选择保守治疗，给予控制血压、止血、护胃、营养神经等治疗。但如果患者出血量较大（幕上＞30 ml或幕下＞10 ml），且无手术禁忌的情况下，可以选择手术治疗，主要为颅内血肿清除术，必要行去骨瓣减压术。

高血压性脑出血致残率很高，且伴有认知力下降等并发症，病情稳定后需积极康复锻炼。

保持血压平稳是预防高血压性脑出血的关键。避免过度劳累，戒烟、戒酒，保持良好心态、避免情绪波动等也是预防高血压性脑出血的重要举措。

颅内动脉瘤

颅内动脉瘤虽带个“瘤”字，却与肿瘤不是一回事。

它是一种由于动脉壁内膜和中膜损伤导致的动脉管壁上的圆形或梭形异常膨出。通俗地说，就是颅内动脉血管壁上某个“薄弱点”在血流的冲击下，形成的一个局限性的、球样的突起，就像是在脑血管壁上吹起的一个随时可能破裂的气球。

目前，造成颅内动脉瘤的病因尚不甚清楚。一般认为，该疾病是由颅内动脉管壁局部的先天性缺陷以及腔内压力增高引起的。

发病时有何表现?

其主要表现为突发程度剧烈的头痛，并伴有神志障碍或神经功能障碍。而未破裂的动脉瘤通常没有症状，多是由于检查意外发现。

少数动脉瘤可压迫邻近神经而出现神经功能障碍，如单侧眼睑下垂伴复视。另外，有些巨大动脉瘤会影响血流，从而出现头晕等脑供血不足的表现。

如何治疗?

目前，有两种方法，包括开颅手术或介入治疗，各有其优缺点。

介入治疗由于创伤小、恢复快等优势被更多患者接受，但相对治疗费用也更高。但开颅手术的动脉瘤的复发率要低于介入治疗，且可避免支架辅助动脉瘤栓塞患者长期服用抗血小板药物带来的风险。

有什么危害?

颅内动脉瘤具有高致死性、致残性的特点。

动脉瘤破裂导致的蛛网膜下腔出血，是引起蛛网膜下腔出血的主要原因，可占到80%左右。在脑血管意外中，该病仅次于脑血栓和高血压脑出血，发病率为2%～7%，其中20%～30%为颅内多发动脉瘤。

颅内动脉瘤破裂导致的蛛网膜下腔出血是一种非常凶险的疾病，约

20%的患者在首次破裂出血后死亡，反复破裂出血的动脉瘤患者通常预后欠佳。

因此，一旦考虑是颅内动脉瘤引起的蛛血，应该积极治疗。

有哪些高危因素？

颅内动脉瘤任何年龄均可发病，好发于40至60岁。

研究认为，高血压、肥胖、脑动脉硬化、糖尿病、血管炎等是颅内动脉瘤发生发展的危险因素。

因此，长期存在相关慢性疾病的患者，应注重脑血管疾病的定期检查，如颅脑CTA或者MRA等，并严格控制高危因素。

文/神经外科　卞留贯　王宝锋

肩膀疼痛，手臂举不起来，难道我得了肩周炎？

工作、学习强度大时，最先受罪的就是肩颈，很多年轻人都声称得了肩周炎，其实，更有可能是“筋断了”，也就是医生所说的肩袖损伤，今天我们就和大家聊聊，如何识别、预防肩袖损伤。

不是所有的肩膀疼痛都叫肩周炎

在日常生活中，只要肩膀疼痛，大部分人的反应就是肩周炎犯了。其实，并不是所有的肩部疼痛都是肩周炎，更多的可能是肩袖损伤（俗称筋断了），这是最常见的肩部疾病。

据统计，60 岁以上的人群中肩袖损伤的比例高达 40%，80 岁以上的人群中，80%的肩痛都与肩袖损伤有关系。

在 60 岁以上的人群中，真正的肩周炎只有 8%左右。肩袖损伤是由外伤导致的，而肩周炎是病理性的。

肩袖损伤有哪些症状?

(1) 反复发作或持续的肩关节疼痛。

(2) 夜间疼痛加重，不能向患侧边侧卧。

(3) 肌肉力量减退，特别是在试图举起上臂时。

(4) 肩关节活动度受限，在打开到一定角度后会出现疼痛，但在别人的辅助下，肩关节仍然可以举起来。

如何预防肩袖损伤?

在日常健身锻炼中，预防比治疗更重要。

做对以下 4 点，远离肩袖损伤：

(1) 在开始正式运动前要做一下“热身”活动，即缓慢、有控制地做上臂旋转动作，帮助拉伸和锻炼肩袖肌肉，能有效预防肩袖损伤。

(2) 运动中，我们要关注自身，即有意识地“感受”自己的肩部反应，一旦有疼痛或其他不良感觉，应引起注意及停止运动，然后采取必要的保护措施或早期进行治疗。

(3) 运动训练不要过度。例如，在健身房进行锻炼时，练完胸大肌和背阔肌后，就不宜对肩部进行较大强度的训练，疲劳运动更是大忌。

(4) 最重要的是，当我们感觉到肩部疼痛时，切勿盲目地自行治疗，如到公园里去使用上臂拉举的健身器材，反复注射“封闭针”等。

运动有助于健康，但比运动更重要的是如何正确地运动

肩关节是非常容易受伤的部位，当我们伸手、举手、拍手、运动的时候，是通过肩关节将手置于正确的空间范围，通过肩关节将身体的力量传递给上肢，才能更轻松地完成动作。一旦受伤，也要认真对待，及时治疗，才不会影响运动能力和日常生活。

文/骨科　胡夏燕

常常被忽视的肾脏健康报警信号

每年3月份的第二个星期四是世界肾脏日，让我们一起来认识这个身体的“净化器”，做到肾脏病的早预防、早检测和早期治疗！

“四两拨千斤”的人体器官——肾脏

正常人的肾脏位于腰背部脊柱两侧，左右侧各一个肾脏，形状类似“蚕豆”，重量大概四两左右。正应了民间盛传的“四两拨千斤”的说法，肾脏在人体中担任着极其重要的功能，包括排泄毒物，水电解质的调节和保持内分泌的稳定等。

肾脏其实就是由一个个血管球组成的，每侧肾脏大约有100万个血管球，如果把这些血管球拉直并连接起来，有13公里！如此强大的肾脏，当然不会轻易受到损伤，但一旦损伤发生了，也不会轻易就缓解了，因为每一次损伤的出现就代表了强大的代偿功能已经无法正常运作了。

慢性肾脏病为什么被称为“沉默的杀手”?

由于肾脏的代偿能力极其强大，即使肾脏功能已经损失50%以上，患者仍可能完全没有任何症状或者症状不明显。因此慢性肾脏病也被称为“沉默的杀手”。由于没有任何症状，即使偶尔发现有蛋白尿、血尿或者浮肿，也不会引起患者及家属的足够重视，这也导致大多数肾脏病患者就诊时，就已经是晚期了。

肾病初次就诊看什么?

通常初次就诊时，医生会详细询问既往疾病史，尤其是糖尿病、高血压、高尿酸血症、高脂血症、肝炎、免疫系统疾病等与肾脏病密切相关的疾病，以及家族史、症状、体征，并通过必要的化验检查等多方面的情况来综合判断。

通常慢性肾脏病有以下主要症状：

（1）早期：浮肿（眼睑、颜面、下肢，尤其是踝关节）、泡沫尿、排尿疼痛或困难、尿量及尿色改变等。

（2）肾功能不全时：疲倦乏力、食欲减退、恶心呕吐、夜尿增多，全身浮肿、血压升高等。

（3）尿毒症期：上述症状加重，并出现心、脑、肺、肝等多器官功能不全。

普通人群及高危人群的早期防治

慢性肾脏病的高危人群包括：高血压、糖尿病、高尿酸血症、肥胖、高脂血症、贫血、老年人、孕妇及有肾脏病家族史的人群，初次诊断时就应该测血压、查尿常规、尿微量蛋白及肾功能，以便早期发现肾脏病。

普通人群要注意保持健康的生活习惯，如平时减少盐的摄入、清淡饮食、荤素搭配、平衡膳食。适当多饮水、不憋尿。

筛查慢性肾脏病的方法有哪些?

其实，简单的一次尿常规和肾功能检查就能发现大多数的肾脏病，一般每年定期检查一次。如果是高危人群，建议每年检测上述指标两次或以上。如果已经出现某些症状，则应及时就诊，并做较全面的检查，包括尿常规、尿微量蛋白、尿培养，免疫功能检查、双肾彩超等。

最后，希望大家保持健康生活，人人享有肾脏健康！

文/肾脏内科　**钱莹　陈晓农**

记忆力迅速下降，元凶竟是它！

这几个月里，李阿姨突然间变得丢三落四，前讲后忘，对近期事件的记忆力下降得厉害，与之前小区里出了名的“买汏烧”全能冠军判若两人。

而且，李阿姨平时身体健康，但现在连照顾自己都力不从心，就医后被诊断为“老年性痴呆”，吃了几个月的药，也几乎没有效果。

一个周三的下午，61岁的李阿姨在先生的陪伴下走近了我的诊室，通过详细地询问病史、查体以及影像学检查，多年的临床经验告诉我：李阿姨可能并非常见的老年性痴呆——阿尔茨海默病，而是另有“蹊跷”。

李阿姨住进了神经内科病房，接受针对性的检查和治疗，从腰穿、脑脊液检查到针对性的肺部CT和纤支镜病理活检，我们终于寻找到了病因——果不其然，李阿姨的“健忘”是小细胞肺癌引起的自身免疫性脑炎所导致的快速进展性痴呆。

原来，李阿姨肺部无声无息地长出了一个肿瘤，肿瘤促发了远隔免疫反应，引发脑炎，累及到了脑内的特殊部位，使得她短时间内快速出现了记忆力的损害。

所幸，我们较早地发现了躲在暗处的罪魁祸首，并给予了相应治疗，对李阿姨的肺癌进行了及时手术切除、放化疗，目前病情平稳；自身免疫性脑炎经过抗体免疫封闭治疗，也得到了缓解；她的记忆力可以部分甚至完全恢复。

肺癌为何会使人出现急性记忆力下降？

首先，我们需要弄明白，自身免疫性脑炎是怎么一回事。

简单来说，自身免疫性脑炎是机体免疫系统产生了针对自身神经元抗原的抗体，引起中枢神经系统炎性疾病。抗原，可被理解为引起机体免疫系统产生免疫反应的信号，而抗体，则是免疫系统为清除抗原而产生的武器。

以李阿姨的情况来说，小细胞肺癌表达的异位抗原就像善于伪装的敌人，“欺骗”患者机体导致免疫系统产生自身抗体，而抗体随后又作用于神经系统特定位点，攻击正常神经元，导致相应受体所介导的通路出现障碍，该受体与大脑学习、记忆功能相关，最终造成患者急性起病的记忆力下降。

简单而言，就是机体把原本针对肿瘤的“武器”对准了自身的神经系统，“误伤”了自家人！

一般来说，自身免疫性脑炎各个年龄阶段均可发生，女性患者多见，是快速进展性痴呆的重要病因，且具有可治性（可逆性），绝大部分患者通过免疫治疗基本都能恢复（若合并有肿瘤需对肿瘤采取综合治疗）。

此类患者以急性或亚急性起病的认知障碍、癫痫和精神症状为主要特点，在较短时间内（数天至数周，一般在3个月内）有明显的认知水平下降，病程短，疾病进展较快，不同于阿尔茨海默病等，常易被误诊。

因此，当中老年人出现比较快速的记忆力下降时，应该提高警惕，早诊早治，切不可大意或是讳疾忌医，以免贻误治疗。

文/神经内科　**王刚　谢心怡**

躲避手术拒绝治疗，小病拖成癌

膀胱结石的患者，常有阵发性尿痛、血尿、排尿中断甚至急性尿潴留等症状，但因为这些症状往往可以自行消失，很多患者总是寄希望于结石自行排出，而不愿积极治疗。但别小看这小小的膀胱结石，不及时治疗，可能导致严重的后果。

唐老伯在 2011 年就发现患有膀胱结石、前列腺增生，经常出现血尿、尿路感染等症状，多家医院都劝老先生手术治疗，而且除了碎石，还需治疗病因——切除增生的前列腺。唐老伯听到要做前列腺手术就打退堂鼓，以“结石是宝、前列腺不能切”等传言拒绝治疗。直至今年年初，体检发现膀胱结石已经发展到 3 枚直径超过 5 cm 的大结石，排尿症状严重到尿失禁、无法控制的肉眼血尿，他终于接受治疗。唐老伯住进了瑞金医院泌尿外科病房，膀胱镜检查中发现，他的膀胱里除了结石，还长出了几枚 2 cm 的菜花样肿瘤。医生按照诊疗原则，先用激光将结石进行处理，同时切除膀胱内肿瘤，而增大的前列腺则需要通过后期手术进行治疗。这次手术后唐老伯的病理结果显示“膀胱尿路上皮癌”。

中老年男性罹患膀胱结石，往往由前列腺增生引起。早期膀胱结石症状不明显或者阵发性发作，患者往往忽视。而很多男性又担心前列腺手术的风险，从而延误治疗。膀胱结石长期在膀胱腔内移动，刺激膀胱黏膜，导致反复黏膜炎症，长此以往，诱发黏膜细胞恶变从而发展为膀胱癌，所以，切莫忽视小小的膀胱结石！

文/泌尿外科　**谢　欣**

三叉神经痛是什么痛？

提起我们的疼痛经历，很多人首先会想到“生孩子”“关节痛”“痛经”……殊不知，有一种疼痛同样能将人折磨地痛不欲生，那就是三叉神经痛。

反复袭扰的“面痛”

12 年前，王先生患上一种“面痛”的毛病，发作时左边面颊犹如“刀割”“火烧”般剧痛。更要命的是，任何一个微小的动作，比如刷牙、洗脸、说话、微笑、皱眉甚至于微风拂面都会引起脸部电击一般疼痛发作。

当地医生诊断王先生得了三叉神经痛，靠药物虽可短暂缓解疼痛，但这可怕的疼痛总会时不时发作。得知一种“显微血管减压手术”可以治愈这种病，王先生于 5 年前在省城医院做了手术，术后王先生的面痛果然消失了。

可好景不长，仅仅时隔 4 个月，恼人的面痛症状又复发了。无奈之下，王先生只好靠药物勉强缓解疼痛，可随着时间推移，药物的镇痛效果越来越差。王先生一家抱着最后一丝希望，辗转数千公里来到了我院神经外科就诊。

“医生您无论如何救救我，我现在痛不欲生，脸疼起来想撞墙、想跳楼”，这是患者见到尚寒冰医生的第一句话，也是他来瑞金看病的唯一诉求。

三叉神经再次“减压”

经过详细的术前评估，神经外科颅神经疾病团队认为，王先生的疼痛复发很可能是由于第一次垫在责任血管和三叉神经之间的减压材料发生了硬化、肉芽肿改变，对神经造成了二次压迫导致。为此，尚医生决定为患者实施手术，对三叉神经再次“减压”。

二次手术较普通手术难度增加很多，术中发现三叉神经被原先植入的垫片压迫扭曲，而且与神经、血管黏连严重，经过显微镜下仔细的剥离和切除肉芽肿，最终解除了三叉神经的压迫。

术后第二天，患者的面部疼痛就消失了。摆脱了疼痛困扰的王先生感叹，他终于可以放心大胆地吃一顿安心饭了。

为何会患“三叉神经痛”

三叉神经痛是一种在面部三叉神经分布区内反复发作的阵发性剧烈神经痛，多发生于中老年人。典型症状表现为面部突发性刀割、针刺、撕裂、烧灼或电击样剧烈难忍的疼痛，经常在上唇、鼻翼、齿龈、口角、舌、眉等处存在触发疼痛的“扳机点”，导致说话、吃饭、洗脸、剃须、刷牙甚至风吹等诱发疼痛发作。

除少数由肿瘤等占位性病变压迫引起的继发性三叉神经痛外，大多数原发性三叉神经痛病因为血管压迫引起的神经脱髓鞘改变，导致神经传导“短路”，诱发疼痛。

“三叉神经痛”危害极大——由于疼痛剧烈、发作无常，以致三叉神经痛患者整日战战兢兢、谨小慎微、精神萎靡不振，甚至不敢洗脸、刷牙、进食，就连说话也十分小心，唯恐触发到“疼痛开关”引起发作，长此以往，会给患者造成极其严重的心理负担，甚至使其产生轻生念头。

“三叉神经痛”到底有多痛

为客观评估患者疼痛程度，临床上通常采用视觉模拟评分法（Visual Analogue Score，VAS），把疼痛分为轻度、中度、重度、极重度4类：

轻度（VAS 1分—3分）：坠痛、胀痛、隐隐作痛。多为不知不觉的机体劳损造成，例如肌筋膜损伤和早期的颈椎、腰椎劳损。有轻微疼痛不适感，不影响工作和生活质量。

中度（VAS 3分—5分）：针刺样痛、虫咬样痛、撞击样痛、紧缩样痛、比较明显的坠痛。外伤愈合后神经损伤，紧张性头痛、偏头痛，轻度的痛经，中期的颈部、腰部劳损都能达到这个级别。这时人体分泌较多的止痛物质，加上周围人的安慰，或许还能忍受。

重度（VAS 5分—7分）：多见于晚期肿瘤、腰椎间盘突出、神经损伤、糖尿病足和肩周炎，严重影响生活质量，往往无法上班，晚上睡觉也能感受到静息痛，一般要吃药治疗。

极重度（VAS 8 分—10 分）：闪电样痛、刀割样痛、撕裂样痛，感觉被火烧、被电击，常令人以头撞墙。多见于疱疹后神经痛、频繁发作的三叉神经痛以及晚期肿瘤。一旦发生必须立刻处理，以免产生轻生念头。

“减压”手术如何解除疼痛

据尚寒冰医生介绍，显微血管减压术（microvascular decompression，MVD）是目前唯一针对病因、保留三叉神经正常功能的手术，已被国际公认为治疗三叉神经痛的首选外科治疗方法。

MVD 是现代神经外科典型的微创手术之一，仅通过患者耳后发际内 4—5 cm 的切口，于显微镜下探查三叉神经走行区，将所有可能产生压迫的血管、蛛网膜条索都“松解”开，并将这些血管以特氟龙（Teflon）垫片与神经根隔离。

一旦责任血管被隔离，产生刺激的根源就消失了，三叉神经核的高兴奋性就会随之消失，恢复正常。绝大多数患者术后疼痛立即消失，并保留正常的面部感觉和功能，不影响生活质量。

文/宣传科　韩康妮

得了乙肝可以生孩子吗？

我国目前仍有大量的乙肝患者，而且相当一部分处于育龄阶段，对于他们而言，生孩子是个充满纠结的选择题——我能生小孩吗？顺产是不是会增加宝宝感染风险？能不能母乳喂养呢？

这篇文章告诉乙肝妈妈们，掌握科学的母婴阻断方式，乙肝患者一样能生健康宝宝。

乙肝病毒对胎儿有啥影响？

乙肝妈妈必须要了解的是，肝病毒对母体和胎儿并无直接影响，对于肝功能正常的慢性感染者，俗称乙肝携带者，无论大小三阳和乙肝病毒水平高低，发生畸胎、流产、早产、难产的概率，都和其他孕妇一样。但若乙肝处于活动期，肝功能指标反复异常，怀孕会进一步加重肝脏负担，诱发妊娠风险，应先治疗再怀孕，强烈建议怀孕前做一下全面评估，按情况制定造人计划，孕期经常检查肝功能和乙肝指标，早发现早治疗。

顺产还是剖腹产？

顺产和剖腹产，是个难题，对乙肝妈妈而言却不是什么问题，无论怎么生，分娩时胎儿都会接触到母血和体液，只有做好母婴阻断措施，才能将宝宝被感染的风险降到最低。所以，顺产剖腹产都一样，不存在哪一个方法更有利于阻断。

乙肝母婴阻断究竟要做些什么？

简单归纳为三部曲，抗病毒—乙肝免疫球蛋白—乙肝疫苗。

第一步：抗病毒

乙肝病毒量高(大于6次方)的孕妇，孕24～26周开始口服药物。常用替比夫定或替诺福韦，每日1粒，方便安全，能有效降低孕晚期与分娩时母体内乙肝病毒量，降低胎儿感染风险。为什么是这个时候？因为目前研究发现，母婴感染主要发生在分娩时而不是怀孕过程中。

以母婴阻断为目标的抗病毒治疗，一般分娩后即可停药，哺乳零影响；产后仍继续服药者，哺乳的安全性尚不明确。常用药替比夫定或替诺福韦，经美国食药监局(FDA)判定为妊娠安全B级，对胎儿的安全相对较高，孕妇安全可靠，多年临床观察，未发现怀孕期间服药对胎儿有不良影响。

第二步：乙肝免疫球蛋白

虽然抗病毒药物可以阻断宫内感染，但分娩时暴露母血导致的产时感染，以及出生后哺育过程中的产后感染，也是母婴阻断的重中之重，需要三部曲中的第二步和第三步，统称"乙肝联合免疫"来保驾护航。

第三步：强免疫

出生后24小时内肌注乙肝高效免疫球蛋白，联合接种第1剂乙肝疫苗，之所以要求24小时是因为乙肝病毒进入人体后约24小时后定植于肝脏。正规批号生产的乙肝免疫球蛋白都是安全的，仅产后一次性注射1针100U，对宝宝无副作用。至于孕期，不需要打乙肝高效免疫球蛋白，因为人体内的乙肝病毒，处于不断的动态复制过程中，数量庞大到惊人。

1—2针免疫球蛋白的量，只能一次性结合极其有限量的乙肝病毒，指望它降低乙肝，无异于杯水车薪，盲目使用还可能会刺激病毒变异，诱发疫苗失效，球蛋白与病毒形成的免疫复合物，对人体也有潜在风险。因此，怀孕妈妈在第28周开始每月注射球蛋白进行阻断，这种方法不可取！

乙肝妈妈能母乳吗?

简单地说，为了母婴阻断而服药者，产后即可停药哺乳，为治疗乙肝而服药者，产后仍需继续用药控制病情。因目前尚无带药哺乳对新生儿安全性的数据，安全起见还是不建议哺乳。

出生后，母婴该如何接触?

经过正规母婴阻断后出生的宝宝，无须和乙肝妈妈或亲友隔离，过度防护不仅不能进一步降低传染风险，还影响亲子关系，除非乙肝病毒量特别高的要注意避免伤口对伤口、体液对伤口的接触。

令人欣喜的是，乙肝大三阳病毒量高（大于6次方）的孕产妇，单纯乙肝联合免疫的阻断成功率可达80%～90%，联合口服药的母婴阻断处理后成功率超过99%。而乙肝病毒量低的孕妇无须服药，单纯乙肝联合免疫的阻断成功率可达100%。

文/感染科　**庄　焱**

2

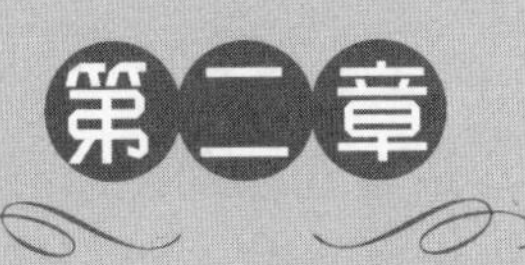

无惧“肿瘤君”

癌症可以提前筛查吗？肿瘤科专家说可以这样防范！

根据国家癌症中心发布的2017中国肿瘤登记年报，我国每天约有1万人确诊癌症。在癌症当中，肺癌、肝癌、胃癌、肠癌、乳腺癌，都是高发癌症。在我国，很多癌症患者发现时往往都已经是中晚期，这也让很多人不禁感叹，要是早一点发现该多好，如果早一点发现是不是就有更多治愈的机会或者多了一线生的希望？

其实，癌症筛查不能只靠一根标准线，这个背后会引出一系列的问题，比如现在都有哪些主流的癌症筛查手段？是不是所有的癌症都适合早筛查、早治疗呢？哪些人群适合去评估癌症风险、做癌症筛查？

对于绝大多数的实体瘤来说，患肿瘤的风险在不同的年龄段是不一样的。

比如说在青少年时期，存在患癌风险更大的可能是血液系统疾病、淋巴瘤或者是脑部肿瘤，这些是主要针对儿童或者是处在成长期阶段的疾病。但对于老年人来说，绝大多数发生肿瘤的部位都是一些无时无刻不在帮我们做工作的脏器，比如肺脏、胃肠道，因为时间的积累或者是年龄因素，使得这些脏器罹患肿瘤的风险逐渐增高。

癌症筛查的“三个注意”

满足以下三个条件的人群要注意了。第一个是年龄因素，根据上海疾控中心的相关数据：60岁以上罹患胃肠肿瘤的风险非常高。第二个是家族史，比如在这个家族当中连续两代有多个人罹患了肿瘤，尤其是同一类型的肿瘤，那就要注意一下自己是否属于该项肿瘤的高危人群。第三个是长期生活习惯，比如一个长期的重度吸烟者，而且年龄已经超过了50岁，那么其肺癌筛查就需要提到议事日程上来。

常住居民 60 岁以上人口结直肠肿瘤的筛查项目

上海市疾控中心、上海瑞金医院、上海肿瘤医院及上海很多的医院都正在参与上海市常住居民 60 岁以上人口结直肠肿瘤的筛查项目。很多老年人都收到了社区卫生中心发来化验大便的通知。第一步通过一项很简单而且是无创的方法来发现一些蛛丝马迹。如果大便隐血试验结果呈现阳性的话，建议进一步通过肠镜的方法来明确造成大便隐血阳性可能存在的病因。

根据前期接近 300 万人群筛查的数据上来看，采用这种方法已经筛出了较多没有症状的早期肠癌患者。

对于关注癌症、关注健康的人群来说，先做一个评估再去选择要不要以及具体做哪种类型的癌症筛查。应该先关注再认知，最后在专业人士的指导下做一些对应性的筛查检查。不要盲目地去做癌症筛查，比如说全身的 PETCT 扫描，大家都觉得 PETCT 是个很贵的东西，甚至会在每年的常规体检中都要加入 PETCT 来作为肿瘤的一种筛查手段。其实从我们现有的这些角度来看，可能这并不是一个非常好的方法，因为这样筛查，有效性、准确性、临床可操作性和性价比并不高。

把握筛查有效性、准确性与临床可操作性和性价比

第一是我们筛查的有效性和准确性，第二是我们的临床可操作性和效价比，第三是在临床操作过程当中，我们希望代价最小，这个代价不仅是经济上的代价，也包括对我们身体伤害的代价，比如做 PETCT 可能要接受同位素的注射，要接受在 X 线射线中的暴露，在这种状态下，所付出的这些代价不一定能够弥补在肿瘤筛查方面的获益。

文/肿瘤科 张俊

电视上的“抗癌神药”真能治愈75%的肿瘤？

有新闻报道称，美国FDA批准上市了一款精准抗癌药——Vitrakvi。据说这是有史以来第一款TRK抑制药物，第一款与瘤种无关的“广谱”抗癌药，针对17种肿瘤的治疗有75%的治疗有效率。

这无疑是一个令人振奋的好消息，那么这款神药究竟有多神？瑞金医院肿瘤科专家张俊来给您解答！

Vitrakvi能治什么病？

Vitrakvi用于治疗携带NTRK基因融合的实体肿瘤病人，一般来说是晚期或有转移，或没有其他有效替代治疗方案的，且没有产生已知的获得性耐药突变的病人，它对成人和儿童均有效。简单来讲，这个新药不需要考虑癌症的原发部位，只要有NTRK基因融合，都可以使用Vitrakvi进行治疗。

可有效治疗的癌症类型包括：肺癌、甲状腺癌、黑色素瘤、胃肠癌、结肠癌、软组织肉瘤、唾液腺癌、婴儿纤维肉瘤、阑尾癌、乳腺癌、胆管癌、胰腺癌等17种。

这个药到底有多神？

一般，我们对于肿瘤的治疗都是“异病异治”（不同疾病用不同的方案治疗）的观念，而这款药物的诞生，却体现了“异病同治”（不同的病，只要携带有同样的药物靶点标签，用同一种方案治疗）的理念。

即不同的肿瘤，只要里面携带有相同的特异性的靶点突变，比如Vitrakvi的靶点就是“NTRK”，只要有这个融合基因或突变相关的，就可以使用这个药物，而且能够取得很好成效，达到接近75%的瘤体退缩。也就是说，肿瘤病人去做下基因检测，只要有这个基因融合的突变，就有可能有救。

这个药能使多少病人重生？

其实，在中国人群的常见肿瘤谱里面，这种“NTRK”的融合基因的发生率是非常低的。据相关文献显示，在我国，这种基因在肺癌、结直肠癌、肝癌中的表达率都不到5%，所以这种基因在常见肿瘤里等于是“百里挑一”。因此，虽然它对于“NTRK”的疗效是75%，但是适合接受治疗的病人其实并不多。

这个药有什么副作用？

在临床试验中，接受Vitrakvi药物治疗的病人报告的共同副作用包括：疲劳、恶心、咳嗽、便秘、头晕、呕吐、天门冬氨酸氨基转移酶（AST）、丙氨酸氨基转移酶（ALT）升高。

尤其值得注意的是，怀孕或正在母乳喂养的女性不建议接受Vitrakvi药物治疗，因为它可能会对发育中的胎儿或者新生儿造成伤害。

张俊主任重点提醒：

（1）这个新药的获批，真正体现了“异病同治”的理念，但前提是要有相关靶点的表达，并不是所有肿瘤病人都适合这个药物的治疗。这也是瑞金医院肿瘤科一直倡导的“基于治疗目标、基于分子标志物、基于肿瘤生物学行为”作为临床决策指导的思路之一。

（2）这个新药属于靶向治疗的一种，靶向治疗是目前肿瘤治疗领域的新方向。再提醒一下，不同的病人，可能靶点完全不一样，以往“千人一方”的理念，已逐渐被“个体化治疗”的理念所替代。这个新药的跨度更大，首先它突破了瘤种限制，只要是有NTRK融合基因的肿瘤就可以使用。其次，突破了年龄限制，从小朋友到老年人的肿瘤都可以用。当然，临床数据和效用还需要进一步的积累和观测。

（3）以往我们认为肿瘤治疗只有使用手术、化疗等手段，但医学发展到今天，我们可以基于分子的检测找到精准的关键点，使用一种特异性的药物阻断关键分子，进而抑制肿瘤细胞的生长，这就是分子靶向治疗的概念。因此，并不是说这个所谓的“神药”一出来，就把所有肿瘤给攻克了，它只是为很小众的一类基因突变的人群找到了最合适的药物，实现了“异病同治”——但这在肿瘤治疗史上，是理念上的一种革新。

目前，根据“同病异治”和“异病同治”都开展了相关研究，比如“篮子研究”和“雨伞研究”。我们希望进一步改良临床研究的模式和方向，用更少的时间、更少的病人，更低的代价，来帮助我们找出最有效的药。这个新药诞生的最大的意义就在于此。

文/宣传科　**朱凡　唐文佳**

40年研究，用生命验证了这个习惯会致癌！

近年来，“吸烟致癌”的说法几乎人人皆知，但将信将疑者仍不在少数。听闻身边不吸烟的朋友患上肺癌，有些烟民心存侥幸，会对自身尚且健康的状态更加笃定，甚至扬言戒烟反而会得病，坚持吸烟则神清气爽、疾病不来，这种盲目的“自信”让医生哭笑不得。

40年研究用生命验证：吸烟致肺癌

从1922年至1947年，英国肺癌死亡发生例数从612例增加到9 287例，这一现象当时引起了医学界广泛关注。1950年，英国学者第一次从科学的角度提出吸烟和肺癌的关系。

为进一步证明肺癌与吸烟的相关性，自1951年起，英国学者对34 439名男医生和619名女医生进行了为期40年的追踪调查研究，定期对他们的生活习惯、吸烟情况以及健康状况加以记录。

该研究结果显示：吸烟者的总死亡率是不吸烟者的2倍，而患肺癌的死亡率是不吸烟者的20倍。1993年，大约有2万名当初接受调查的英国医生相继去世，其中有883名医生死于肺癌。将他们的吸烟数量和肺癌发病情况联系起来，研究得出了一个惊人的结论：每天吸25根烟以上的人得肺癌的几率比不吸烟的人多25倍。

“万宝路牛仔们”都是吸烟致癌的牺牲品

20世纪90年代，卷烟界扛巴子——“万宝路”在沪上风靡一时，其品牌知名度与西部牛仔的形象颇为深入人心。夕阳下牛仔抽着烟漫步于无垠广阔天地，或与骏马驰骋于风沙漫天中豪情霸气。伴随着熟悉的旋律，那荷尔蒙爆棚的硬汉形象令男人神往、女人倾心。

然而，具有讽刺意义的是，1976 年，一部名为《西部牛仔之死——万宝路的故事》的电视片在英国上映了，该节目访问了六位美国牛仔，他们是万宝路牛仔的形象代表，作为老烟枪，都面临肺癌与肺气肿的威胁，有的甚至已危在旦夕。

在吸烟面前，“好”基因也会大打折扣

抽烟时，你的体内在发生什么变化？近日，一项发表于国际期刊《科学》的研究报告显示，平均而言，每吸 50 支烟，每个肺细胞就会发生一次 DNA 突变；如果是连续一年每天抽完一包 20 支烟的人，那么体内的每个肺细胞、喉部细胞、咽部细胞、膀胱细胞和肾脏细胞分别会产生 150 个、97 个、39 个、18 个和 6 个突变。

这一结果令人咋舌！不愿尝试戒烟的人，大抵有各种各样的借口，有人觉得自己基因好，不用担心得各种疾病。

吸烟就像以生命为赌注的俄罗斯轮盘赌博：你吸得越多，突变基因袭击健康基因的可能性就越大，患癌症的可能性也越大。尽管有的吸烟者积累了成千个突变，依然没有发生癌变，但这大多是因为运气，也就是说，每一次吸烟都可能酝酿着基因突变。

关于肺部疾病的预防和筛查，医生想再说两句

每年 11 月是全球的“肺癌关注月”，11 月 17 日是“国际肺癌日”。2018 年年初上海市抗癌协会发布《居民常见恶性肿瘤筛查和预防推荐》，给出了针对肺癌的筛查和预防方法。

肺癌高危对象：

年龄 40 岁以上，至少合并以下一项危险因素：

吸烟≥20 包/年，其中包括戒烟时间不足 15 年者；

被动吸烟者；

有职业暴露史（石棉、铍、铀、氡等接触者）；

有恶性肿瘤病史或肺癌家族史；

有慢性阻塞性肺疾病或弥漫性肺纤维化病史；

怎样做到肺癌早发现？

对于肺癌高危人群，建议行胸部 CT 进行筛查；之后每年进行 1 次胸部

CT 筛查；

若检出肺内结节需至少在 12 个月内进行胸部 CT；

当前不推荐将 PET/CT 作为人群肺癌筛查的方法。

预防肺癌相关建议：

尽早戒烟；

对于有职业暴露危险的应做好防护措施；

保护环境，改善空气条件；

有呼吸系统疾病者要及时规范地进行治疗；

加强对肺癌科普知识的宣传。

文/呼吸与危重症医学科 **周剑平**

左手烟、右手酒，离喉癌就会更近一点

很多人烟不离手、酒不离口，压力大时来一口，"心累"好像缓解了，但喉癌可能就悄悄盯上了你。

瑞金医院耳鼻咽喉科的医生，来和大家聊一聊喉癌的那些事。

吸烟、酗酒也是喉咙"杀手"

喉癌是头颈部常见恶性肿瘤之一，发病率约为7～16.2/10万人，男性远多于女性，好发于40岁以上人群。吸烟、酗酒是喉癌的重要致病原因，约95%的喉癌患者有长期吸烟史，吸烟年龄越早、持续时间越长、每日吸烟量越大，以及吸粗制烟越多者，其喉癌发病率越高；过量饮酒者，其患喉癌的危险度则是非饮酒者的1.5～4.4倍。

除此之外，遗传、乳头状瘤病毒（HPV）感染以及缺乏微量元素如Zn、Se等也是致病因素。

危险！持续声音嘶哑、有异物感

按照肿瘤发生的不同部位，临床上将喉癌分为声门型、声门上型和声门下型。声门型喉癌约占60%，很早就会出现，表现为持续性并呈进行性加重的声音嘶哑。声门上型和声门下型喉癌在疾病的早期则无特异性症状，患者可能仅出现轻微的咽喉异物感或偶见痰中带血，容易被忽视；待出现声音嘶哑、呼吸困难以及颈部淋巴结肿大时，病情往往已经较为严重，预后及生存质量亦可能大打折扣。

提醒有经常吸烟、喝酒习惯的朋友，要时时关注身体，特别当出现声音嘶哑、咽喉异物感、痰中带血、淋巴结肿大等症状时，应该立即到正规医院耳鼻喉科就诊，做到早发现、早治疗。

早期喉癌5年生存率有7成

早诊早治,早期喉癌采用开放性喉部分切除术、经口腔镜下激光或等离子射频切除术,预后尚佳,其5年生存率可达70%左右,且喉功能也能尽量保留。晚期喉癌采用多学科会诊,进行综合治疗。

瑞金医院耳鼻咽喉科今年以来已对数10例早期喉癌施行了经口腔镜激光或等离子射频切除术,言语等重要喉功能的保留明显改善,且显著减轻了患者创伤和住院时间;在晚期喉癌方面,则联合放疗科、肿瘤科、放射科等学科多位知名专家组成头颈肿瘤MDT,共同商定综合治疗方案,明显提高了诊疗效率,深受患者的好评。

最后,希望大家珍爱生命,关注健康,远离吸烟等不良嗜好,如有咽喉不适及时就诊,做到早就诊、早发现,并及早接受规范治疗。

文/耳鼻咽喉科 施知泓 向明亮

说好的结肠息肉就癌变了？

3年前，官先生曾在当地医院行肠镜检查，提示结肠多发息肉（直径约0.4～0.6 cm），但因个人原因，未遵医嘱行内镜下治疗。3年后，至我院复查肠镜，发现结肠息肉较3年前明显增多增大，其中3枚亚蒂息肉已达1.5×1.0 cm左右。

经评估后行内镜下EMR治疗、并予金属夹钳夹止血处理。术后病理提示：管状腺瘤伴低级别上皮内瘤变，基底切缘均未见肿瘤累及。官先生松了一口气的同时也有些后怕，医生说，他的息肉属于肿瘤性息肉，而且明显变大，不仅让内镜操作变得困难，而且再拖下去很有可能恶变。

结肠息肉，是肠道黏膜突向肠腔内的一种局限性隆起的赘生物。可以单个发生，也可以是数个、数十个或更多发生，其发生率随年龄增加而上升。通常无特殊不适症状，在体检行肠镜筛查时被发现。

发现结肠息肉怎么办？

首先，一定要引起重视。医生根据组织学将结肠息肉分为两大类：肿瘤性（管状腺瘤、绒毛状腺瘤、管状绒毛状腺瘤）和非肿瘤性（错构瘤性、炎症性和增生性）。

其中肿瘤性息肉最为常见，是癌前病变的一种，与大肠癌的发生密切相关。

如病理类型出现绒毛状腺瘤、高级别上皮内瘤变、锯齿状腺瘤，则归于高危人群，需积极干预、密切随访。

一旦发现息肉，必须尽早治疗。内镜医师会根据镜下表现及前期可能有的结肠息肉活检报告，依据其所在部位、有无蒂、大小及恶性潜在性选择合适的术式，完成内镜下息肉治疗术。

常用的术式有：(热)活检钳直接咬除、圈套器高频电切除、氩离子凝固术灼除、尼龙绳套扎、EMR(内镜下黏膜切除术)、ESD(内镜下黏膜剥离术)等。

某些范围广、体积大、在内镜下切除有困难的，仍需外科手术或腹腔镜治疗。对于一些特殊病例，如家族性结肠息肉病等，需根据息肉的大小、数量、形态、病理采取分次内镜下切除。

切除息肉之后，也要定期复查。临床上通常根据病理结果、切除完整性、肠道准备、息肉家族史、健康状况及既往病史来决定复查时间。

哪类人群更易被结肠息肉“盯上”?

息肉的发生与低纤维饮食、长期吸烟、感染、年龄、遗传等相关。

结肠息肉的发病率随年龄的增大而增高。中国早期结直肠癌筛查及内镜诊治指南建议以50岁作为结直肠癌筛查的起始年龄。

某些多发性息肉如家族性结肠息肉病(FPC)发生与遗传有关。另外，多数结肠息肉患者没有临床症状，40%～50%的结直肠癌患者也是没有报警症状的。只有很少一部分会出现便血、黏液便、腹痛、大便次数增多、便秘、肠套叠甚至肠梗阻等异常。

因此，年龄超过50岁且有上述危险因素的患者无论有无不适，都应定期体检筛查，早发现、早诊治。另外，结肠息肉容易复发，一定要遵医嘱定期复查。

研究已经证明，西化的生活方式可能是引起大肠癌发病率升高的重要原因。总之，大家应对照以上高危因素，体检时进行筛查，以便对结肠息肉做到“早发现、早治疗、定期复查”。

另外，保持饮食清淡，多吃些富含膳食纤维的粗粮、新鲜蔬菜和水果，少吃肉类海鲜、煎炸熏烤以及过于辛辣的刺激性食物，保持良好的排便习惯，还要戒烟限酒等，有助于预防大肠息肉的产生。

文/消化内科　张吉

谁才是肺癌治疗中的王牌？

随着肺癌的检出率越来越高，人们迫切地想了解肺癌的治疗方式有哪些？谁才是肺癌治疗中的王牌？

坊间盛传江湖上正在召开肺癌综合治疗的武林大会，借此难得的机会，本文带你煮酒论英雄，走进肺癌综合治疗的江湖，见识肺癌综合治疗的各大门派。

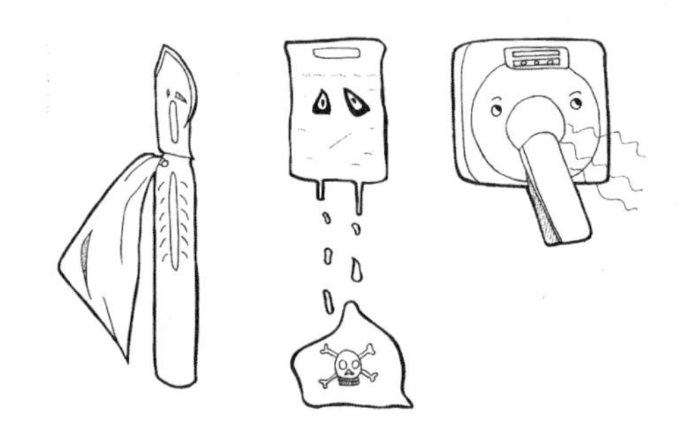

“武林至尊，宝刀屠龙，号令天下，莫敢不从”——外科手术

首先登场的侠士，靠着手中的一把“宝刀”独步于肺癌综合治疗的江湖。

一套精湛的“刀法”下来，肺癌被完整切除的同时，其区域引流淋巴结也一并被斩草除根。

该门派下弟子众多，各有特色：有以传统刀法切除肿瘤的传统派、有通过微创器材进行手术的微创派、有通过达芬奇机器人施展刀法的人工智能派……

然而刀毕竟是刀，再快的刀法也会带来创伤，因此该门派的发展从传统走向微创，为的就是在精确切除肿瘤的同时，尽可能减少随之带来的创伤。

在肺癌综合治疗的江湖里，该门派主要针对早期和中期的肺癌患者，同时还需要肺癌患者具有合格的心肺储备功能。

“独步武林，毒满天下”——化疗

紧接着出场的是以使毒闻名的高人异士，江湖人称“西毒”派。

凭借着门派中的独门药物（化疗药物）去杀伤和消灭肿瘤细胞。该门派下尤以五大“座下弟子”闻名江湖：铂类、吉西他滨、培美曲塞、紫衫醇、依托泊苷，他们对肿瘤细胞均能进行强有力的杀伤。

由于化疗药物的毒性作用影响患者的生存质量，因此该门派弟子钻研出减轻副反应的药物配合化疗药物一同使用，从而减轻化疗所致的副反应。

在肺癌综合治疗的江湖里，以化疗药物为主的“西毒”派主要用于具有危险因素的IB期患者及II期及以上患者，同时需要患者身体条件耐受化疗反应。

“无形无影，六脉神剑”——放疗

接着出场的壮士以无形无影却有着极强穿透力的绝学行走江湖，人们称之为放疗。

放疗是用各种不同能量的射线照射肿瘤，以抑制和杀灭癌细胞。以往这种治疗方法主要用于晚期和或复发的肺癌患者，但随着科学技术的进步，精准放疗技术已经被用到了从早期到晚期的不同阶段肺癌中。

在肺癌综合治疗的江湖中六脉神剑般的放疗不断发掘着自己的潜能。

“百步穿杨，精确制导”——分子靶向治疗

随后出场的是精确打靶的神枪手，江湖人称“点苍”派。分子靶向治疗是针对已经明确的致癌位点来设计的治疗药物，使肿瘤细胞特异性死亡。

靶向治疗相比化疗来说，就是有选择地杀伤肿瘤，而不会殃及正常组织，具有“高效低毒”的优势。

目前靶点主要由三大分会组成：表皮生长因子受体（EGFR），血管内皮生长因子（VEGF），间变淋巴瘤激酶（ALK）。弟子中名气最大，成名最早的是“吉非替尼”。

在肺癌综合治疗的江湖中，靶向治疗主要用于晚期或复发的肺癌患者，

临床效果显著。然而靶向治疗也不是“万能神药”，靶向治疗的关键是找到匹配的突变基因。

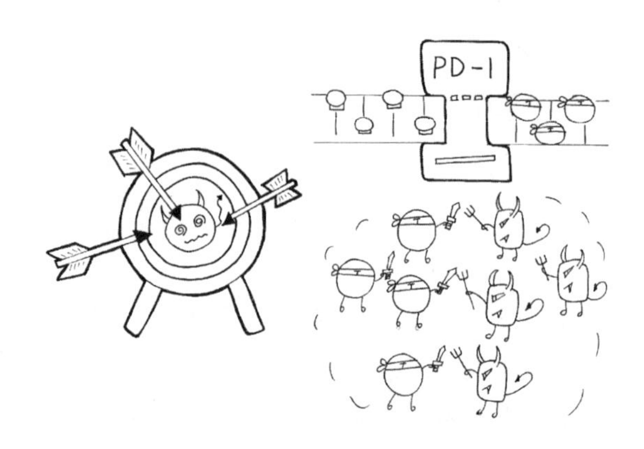

“让肿瘤卸下伪装的倚天剑”——肿瘤免疫治疗

“倚天不出，谁与争锋”，最后登场的是江湖中的新宠，人称抗癌“神器”的免疫治疗。

肿瘤免疫治疗是调动患者自身的免疫细胞来治疗癌症的一种方法。

肿瘤免疫治疗分为两种，一种是非特异性的免疫治疗比如：CIK、NK等。另一种是特异性免疫治疗，是目前国际上的主流，即将肿瘤特异性免疫细胞激活，比如：PD－1抗体、CAR－T细胞治疗技术等。

目前免疫治疗还在完善中，但随着研究的不断深入，免疫治疗或将成为真正让肿瘤卸下伪装的“倚天剑”。

看了那么多门派，其实我们不难发现在肺癌综合治疗的江湖里，各门各派各有各的特点和优劣势，有的肺癌患者需要用到不止一种的治疗方式。

目前肺癌的综合治疗以肺癌多学科讨论的模式及肺癌MDT团队制定个体化的治疗方案为最佳方式。联合各大门派各尽所能地铲除肺癌，是当下肺癌综合治疗江湖里的最强音。

文/胸外科　杜海磊

有人因它逝世，有人却能痊愈，淋巴瘤到底是不是绝症？

很多小伙伴可能之前都对淋巴瘤有所耳闻，因为有不少名人都患过淋巴瘤，比如罗京、高仓健等。以淋巴瘤患者的故事为题材拍成的电影《滚蛋吧，肿瘤君》，也让这一疾病被大家熟知。这些患者中，有的被治愈、有的不幸离世，这个诊断难、切不掉的肿瘤我们该如何应对？

什么是淋巴瘤？

淋巴瘤是起源于淋巴造血系统的恶性肿瘤。根据肿瘤细胞来源可以分为非霍奇金淋巴瘤（NHL）和霍奇金淋巴瘤（HL）两类。HL 按照病理类型分为结节性富含淋巴细胞型和经典型，后者包括淋巴细胞为主型、结节硬化型、混合细胞型和淋巴细胞消减型。NHL 可以分为 B 细胞、T 细胞和 NK 细胞淋巴瘤等，是一组异质性很强的疾病的总和。

为什么人会得淋巴瘤？

恶性淋巴瘤的发病原因目前不完全明确。通常认为可能与感染，比如部分淋巴瘤发病与 EB 病毒、幽门螺旋杆菌感染等有关；环境因素，比如长期接触农药等有毒有害化学物质、放射线照射等都可能诱发淋巴瘤；此外，工作压力巨大，长时间处于亚健康状态，身体免疫功能低下等都有可能导致恶性淋巴瘤的发生。

都得了淋巴瘤为什么症状不一样？

淋巴瘤症状个体差异大，可以很不典型，病变可发生在身体的几乎任何部位。无痛性淋巴结肿大是最常见的淋巴瘤症状，可以出现在浅表部位，比如颈部、腋下、腹股沟，也可以隐匿于纵隔、腹膜后、肠系膜上的淋巴结等，难以早期发现。除此以外，淋巴瘤还可发生于肝脏、脾脏、中枢神经系统、胃肠道等各个部位，症状大相径庭。除了局部症状外，淋巴瘤亦可有发热、盗汗及消瘦等全身症状。

症状差别这么大，淋巴瘤怎么确诊？

病理检查是确诊淋巴瘤的金标准。对浅表的淋巴瘤，可以直接采用外科淋巴结活检或者 B 超引导下的淋巴结穿刺活检检查。对于消化道淋巴瘤，需要联合消化科进行胃、肠镜检查以确诊。其他腹膜后、纵膈等部位的淋巴瘤可能还需要联合放射介入、胸外科、普外科等一起，找出真凶。明确淋巴瘤具体病理亚型对于制订以后治疗方案有重要指导意义。

切不掉但是能治好！

大多数淋巴瘤的治疗以多学科的综合治疗为主，随着医疗技术的进步，无论近期疗效还是远期生存都有了很大进展。基于联合化疗、靶向药物、放疗、造血干细胞移植、细胞免疫治疗等的积极开展，淋巴瘤的治愈率已有大幅提高，已经成为一种可治愈的恶性肿瘤。

淋巴瘤没有特别好的预防方法，但是避免肿瘤的致癌因素，保持良好的生活方式和愉快的心情，适当运动，对于任何肿瘤的预防，都是一贴良方。一旦患病，要到正规医院进行积极治疗，康复痊愈的患者已不是少数，不要把淋巴瘤想象得太可怕！

文/血液科　**许彭鹏**

癌症容易瞄上谁？3分钟带您全面认识肿瘤

每年的4月15日～21日为全国肿瘤防治宣传周。听到“肿瘤”二字，很多人都会惊慌失措，认为肿瘤=死亡，但事实并非如此。

什么是肿瘤？

癌症是一大类恶性肿瘤的统称。

每种肿瘤都有自己的名称（如按发病部位，称为肺癌、乳腺癌、胃癌、结直肠癌等；如按组织类型，又可分为腺癌、鳞癌等），不同部位、不同期别、甚至不同患者的肿瘤，都有其相应的治疗方法。每种肿瘤都有各自特点，但有一点是共同的：肿瘤细胞可以无限制地异常增生和转移到其他部位。

哪些人容易生肿瘤？

不同年龄阶段，肿瘤的发病谱不一样。有些肿瘤具有明显的年龄、性别差异，比如胃癌的发病率在60岁以上的老年男性中明显升高。而在年轻人中，血液系统肿瘤、生殖系统肿瘤的发病率较高。但是，癌症的发生没有年龄下限，年轻人也要有防癌意识。

肿瘤的产生

数十万亿个细胞构成了人体，细胞只有通过显微镜才能被看见。头发、皮肤和血液等人体各种不同组织的细胞，都可通过正常的细胞分裂形成新的细胞，老细胞定期被新细胞所替代，即所谓新陈代谢。

一般而言，人体内实体肿瘤的产生是由于细胞发生异常，导致正常的细胞新生过程变得无序而不受控、正常的细胞死亡过程被抑制和延缓、并通过肿瘤血管生成、逃避机体免疫监控等形式，形成更多异常细胞，营造更加有利于肿瘤生长的微环境，最终形成实质性的团块，影响正常的器官或组织结构功能；甚至危及生命。

肿瘤的转移

失控性生长的异常细胞，不断排挤正常细胞，是肿瘤细胞的特征之一。

一般而言，良性肿瘤的细胞呈膨胀性生长，可排挤正常细胞，但不扩散到身体其他部位。恶性肿瘤细胞也会排挤周围正常细胞，但和良性肿瘤不同，恶性肿瘤细胞呈侵袭性生长，并通过直接侵犯、经淋巴管或血管，扩散到身体其他部位；就像是一个横行霸道的螃蟹，故癌症的英文名为Cancer，就是源自“巨蟹”之意。

肿瘤细胞或细胞群的脱离或移动，并通过血液和淋巴管道到达身体其他部位，定植并继续分裂生长，形成新的肿瘤，这种现象称为“转移”。

关于肿瘤的那些专业术语

1）活检

从人体取下一小块组织（细胞群），在显微镜下观察组织结构和细胞形态是否正常的检查。通过这个方法可帮助判断是否为癌症，及其组织类型。

2）肿块

能用触觉感受到的包块，一般位于体表，患者和医生都可触摸到。肿块是肿瘤的信号之一，但并非所有的肿块都是恶性肿瘤。加强自我防癌意识，自检乳腺、睾丸、甲状腺等较为体表的脏器，有疑问时及时求医，有助于肿瘤的早期发现和早期治疗。

3）免疫细胞

帮助机体防御感染和多种疾病的细胞。

4）转移

癌细胞由身体某一部位扩散到另一部位。由癌细胞扩散形成的肿瘤也称为转移瘤。

5）缓解

癌症相关临床症状的改善及肿瘤体积的缩小或消失，这种情况的持续时间称为“缓解期”。

6）复发

经过治疗得以缓解一段时间后，肿瘤再度出现的现象。

7）预后

对疾病过程、治疗结果、最终转归的估计。

总之，无论年轻与否，都不应该忽视肿瘤的防治，健康生活、定期体检很重要！一旦确诊为癌症，更要积极治疗，“在最合适的时间、对最合适的患者、施以最合适的治疗手段”。

文/肿瘤科　张　俊

李敖因脑瘤辞世，致病原因离你有多近？

李敖走了，有人说他是大师，有人说他是奇才，有人说他是狂人。其罹患疾病“脑癌”（脑胶质瘤）引起了人们的广泛关注。那么，脑胶质瘤到底是什么引起的？最好的治疗方法是什么？

什么是胶质瘤？

胶质瘤是最常见的原发性颅内肿瘤，约占所有颅内肿瘤的 45%，其中以星形细胞瘤最多见。后者根据恶性程度由低到高分为 4 个不同级别，分化良好的星形细胞瘤（WHO Ⅰ级）生长缓慢，预后良好，胶质母细胞瘤（WHO Ⅳ级）恶性程度最高，进展迅速，预后极差。年龄分布上，男性略多于女性；发生部位上，成人多见于大脑半球，而儿童以小脑和脑干较为多见。

脑干胶质瘤到底是什么引起的？

脑肿瘤的发生及发展是一个十分复杂的问题，至今尚无定论。现在普遍认为，绝大多数肿瘤是由内在因素与外在因素相互作用引起的。现明确的致病因素包括长期染发、电离辐射等，其他如电磁场、手机产生的无线电波、外伤、被动吸烟、寄生虫感染、病毒、腌制食品中的亚硝基化合物等均为可能致病因素。理论上来讲，肿瘤的发生是由于正常细胞的染色体受到遗传及外界因素的影响，发生二次基因突变而形成的。

胶质瘤来临前，身体会发出哪些信号？

胶质瘤早期常隐匿起病，根据肿瘤侵犯部位及大小的不同，临床症状表现多样。
有些以情感异常和痴呆为主的精神症状；
有些以头痛，恶心呕吐为主的颅高压症状；

有些以吞咽困难，面瘫，眼睑下垂等为主的神经核团及颅神经体征；

有些以偏瘫，偏身感觉障碍及走路不稳等为表现；

有些以肢体抽搐（癫痫）起病。

依据 CT、MRI、DSA、PET 等检查，定位及定性诊断不太困难。目前其标准治疗方案包括：最大程度地安全切除肿瘤，随后接受替莫唑胺（TMZ）同步放化疗及后续的 TMZ 辅助化疗。

最好的治疗方法是什么？

对于低级别肿瘤手术后辅以放疗，预后良好，尤其是 WHO Ⅰ级的毛细胞型星形细胞瘤 10 年生存率达到 90％以上，甚至部分患者得以治愈。

恶性度最高的多形性胶质母细胞瘤约占所有胶质瘤的 50％，其中位生存期仅 15 个月，2 年生存率不足 30％。

脑干胶质瘤预后普遍较差，其生存期明显低于中枢神经系统其他部位肿瘤，特别是儿童型，有研究报道其中位生存期不足 7 个月。肿瘤一旦复发则预后不良，约 50％的肿瘤复发后恶性进展，近 1/3 肿瘤复发后演变为胶质母细胞瘤，复发后肿瘤的快速生长是常见的死亡原因。

手术治疗

临床上手术有效切除程度与术后生存期成正相关，目前借助术前多模态影像融合技术，术中荧光显像技术、术中磁共振、电生理监测、神经内镜及神经导航等新技术，可以在精确定位下实施微创手术，包括脑干内局限生长的胶质瘤，从而提高肿瘤的切除率，同时神经功能得以有效保全。脑胶质瘤术后常伴有偏瘫、失语、癫痫、脑积水等神经功能障碍，定期 MRI 随访尤为必要。

创新疗法

近年来一些创新的治疗技术如免疫治疗、分子靶向治疗正在胶质瘤的治疗中扮演着愈来愈重要的作用。总的来说，胶质瘤在脑肿瘤中最为常见，多呈恶性，具有难治性、易局部播撒和复发等特点，尤其是弥散型脑干胶质瘤，无论从临床还是基础都是神经外科的一个挑战。

文/神经外科　卞留贯

这种癌症是你一口一口“喂”出来的？

与我国经济快速发展相伴的不仅有收入增长和寿命延长，还有越来越多的“富贵病”，结直肠癌就是其中的一种。近年来，结直肠癌的发病率呈激长模式，因此对于结直肠癌的预防显得尤为重要。

结直肠癌流行病学现状

根据全球癌症统计报告(GLOBOCAN) 2012 显示，全球范围内 2012 年结直肠癌估计新发病例 136 万(1 360 602 例，占所有病例的 9.7%)，是第 3 位最常见恶性肿瘤。结直肠癌在男性中是第 3 位常见癌症(746 000 例，占 10%)，在女性中是第 2 位(614 000 例，占 9.2%)，约 55%的病例发生在发达国家。

根据 GLOBOCAN 2012 估算，我国结直肠癌世界人口年龄标准化发病率为 14.2 例/10 万，居世界第 75 位，世界人口年龄标准化死亡率为 7.4 例/10 万，居世界第 78 位。然而我国结直肠癌发病例数和死亡例数却分别占全世界发病和死亡总例数的 18.6%和 20.1%，均居第 1 位。

我国结直肠癌由低发趋向于高发，调查显示，1998～2007 年，城乡男性女性结直肠癌发病率均呈上升趋势，不同性别农村上升速度均大于城市，男性大于女性。同时，全国的三次死因回顾调查结果也显示结直肠癌死亡率的上升趋势，结直肠癌在我国全部恶性肿瘤死因中的顺位由 1973～1975 年的第 7 位已上升至 2012 年的第 5 位。

如何从生活和饮食上预防结直肠癌

美国癌症研究所(AICR)和世界癌症研究基金(WCRF)最近发布了一份报告。他们对 99 项相关研究进行了评估，覆盖 2 900 万人，其中 25 万人患有结直肠癌。

而据 AICR 估计，每年有 47%结直肠癌病例可通过健康生活方式预防。

降低结直肠癌风险的因素

(1) 全谷物：AICR/WCRF 的研究首次将全谷物和结直肠癌独立地联系起来，全谷物的摄入可降低结直肠癌发生风险。全谷物或全谷物食品应含有整粒谷物种子中所具有的全部组分和天然成分(包括胚乳、胚芽和麸皮)。全谷物主要包括籽粒苋、大麦、荞麦、碾碎的干小麦、玉米、小米、藜麦、燕麦、高粱、小黑麦、小麦等。

(2) 膳食纤维：以往证据显示膳食纤维可降低结直肠癌风险，而这项报告则进一步补充，报告每天摄入 90 克全谷物可将结直肠癌风险降低 17%。食物中的膳食纤维属于碳水化合物，但是不易被消化的多糖。其有减肥、通便、投喂益生菌等作用。我国 2016 年膳食指南推荐成人每天摄入 25～35 g，豆类、蔬果粗粮中含量较高。

(3) 运动：多运动可以降低结肠癌风险(但无证据表明可降低直肠癌风险)。

(4) 有限的证据表明，鱼类、含有维生素 C 的食物(橘子、草莓和菠菜等)、多种维生素、钙剂、乳制品也可以降低结直肠癌风险。

增加结直肠癌风险的因素

(1) 加工肉和红肉：有研究表明大量摄入(每周>500 g)红肉和加工肉，包括牛肉、猪肉、热狗等，癌症风险加大。2015 年，世界卫生组织(WHO)的癌症机构国际癌症研究机构(IARC)将加工肉类归为“人体致癌因子”。

(2) 酒精：每天饮用超过(包含)2 种酒精饮料(30 g 酒精)。

(3) 非淀粉类蔬菜/水果、含血红素铁的食物摄入量低时，结直肠癌风险高。

(4) 其他因素如超重、肥胖、身高过高也可增加结直肠癌风险。

中国结直肠癌预防专家共识：散发性直肠癌一级预防

高膳食纤维可能降低结直肠癌的患病风险，需要注意的是，蔬菜作为膳食纤维的重要来源之一，其摄入量与结直肠癌风险的相关性并不十分显著。

然而十字花科类食物的摄入量与结直肠癌风险呈显著负相关。

减少红肉和加工肉类的摄入可能降低结直肠癌患病风险，目前涉及肉类和肉制品与结直肠癌发病风险的研究多以队列研究和病例对照研究为主，尚缺乏随机对照的前瞻性干预研究。现有文献大多支持红肉（指牛肉、羊肉、猪肉等哺乳动物的肌肉组织）和加工肉类（腌制、熏烤、煎炸等肉类食品）的摄入量与结直肠癌的高风险相关。

长期大量饮酒是结直肠癌发病的高危因素，肥胖是结直肠癌发病的潜在高危因素。而合理体育锻炼可降低结直肠癌的患病风险，叶酸干预可预防散发性结直肠肿瘤（CRA）的发生，维生素 D 的摄入和循环 25 羟维生素 D 水平在一定程度上与结直肠肿瘤（CRA）的发生呈负相关。

文/临床营养科　卞冬生

爽身粉使用不当会致癌？

美国强生公司在一场关于其爽身粉产品含致癌成分诉讼案件中败诉，被判处向长期使用该产品而罹患卵巢癌去世的受害人家属赔偿 7 200 万美元。强生公司被指在对其爽身粉中含有可能会致癌的滑石粉的事实知情的情况下，未对消费者做相关的风险警示。一石激起千层浪，国民对滑石粉类的爽身粉的安全性产生了很大顾虑，大家关注的焦点是：滑石粉类的爽身粉是否真的有问题？它的安全性是否与石棉有关？爽身粉的使用应注意些什么？

爽身粉中一般多含有滑石粉，滑石粉是一种普遍存在于自然界的矿物质，其有细腻、润滑、防紫外线等功效，其使用已有上百年的历史，安全性较高。滑石粉较早引起人们关注是由于其易受到石棉的污染，而石棉则被公认为是一类致癌物质，因此可能含有石棉成分的工业用滑石粉是明令不得用于化妆品的。此外，滑石粉中还可能含有一些致癌的重金属杂质，如铅、汞等。滑石粉本身被认为是一种 2B 类的致癌物质，致癌的可能性比较低，理论上经过严格检测的化妆用滑石粉不含石棉，纯度很高，安全无毒，并不会危害人体健康，老百姓大可放心使用。

然而，研究表明患卵巢癌的女性患者大多有接触滑石粉的经历。滑石粉的细微颗粒可能会进入体内附着在卵巢的表面，引起炎症，并刺激上皮细胞的增生而引起卵巢癌。有研究表明经常使用爽身粉的女性相较于不使用爽身粉的女性，患卵巢癌的风险可能更高。但另一项研究又显示使用滑石粉与罹患卵巢癌之间并无显著的相关性。这表明长期使用含有滑石粉的爽身粉有可能增加女性罹患卵巢癌的几率，但相关性并不明确。

对于含有滑石粉成分的爽身粉而言，如果不含任何石棉成分，并且重金属的含量符合相关的质量标准，被认为是安全的，但长期使用时还需慎重。

虽然目前没有明确的证据表明其与女性卵巢癌的发生相关，但致癌的过程是长期的且是一个量变到质变的过程，从这点上说光从一个赔偿案件上就认定爽生粉致癌毫无意义，但也不能忽视。长期使用爽身粉的女性，一定要使用正规企业的合格产品，并且应尽量避免在会阴处和大腿根部使用，以避免爽身粉颗粒进入体内而在卵巢上附着。

除了长期使用含滑石粉的爽身粉有可能对女性有影响外，对于使用爽身粉的孩子而言，尤其是婴幼儿，应注意避免爽身粉被孩子吸入体内，进入肺部，若爽身粉进入呼吸系统发育尚未完善的孩子的支气管后则可能会影响纤毛的运动而诱发呼吸系统相关疾病。此外，爽身粉还可能堵塞毛孔，在出汗后引起结块，可能会出现小儿皮肤糜烂或皮疹，因而在使用时应避免用量过多。

总而言之，合规企业正规渠道销售的爽身粉是安全的，消费者无须顾虑，“杞人忧天”毫无意义。妇女长期使用应慎重，婴幼儿使用应注意量的问题。

文/药剂科　**石浩强**

大家都是"有痣"青年，
怎么我的就"黑化"成瘤了呢？

谁身上还没有几颗痣？都是"有痣青年"，怎么有的痣就"黑化"了呢？小小的痣竟然会变成癌？"医生，我身上的痣会不会是癌症啊！?"莫慌，来听听病理医生的解答！

放下你的"美白神器"，请珍惜黑色素细胞

首先，让我们来看看显微镜下的皮肤

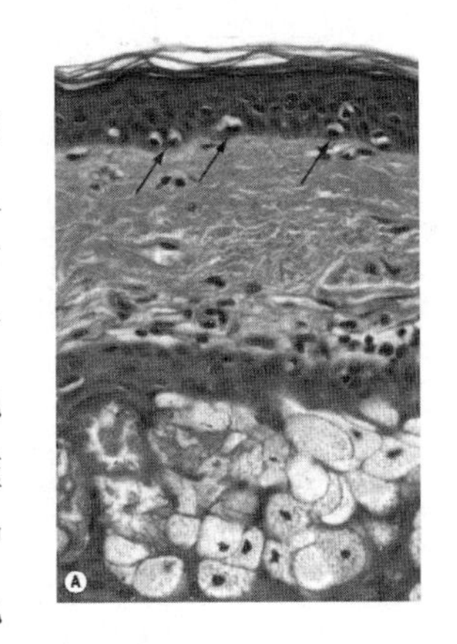

看那小葡萄籽一样的，周围还有些空晕的细胞，这就是黑色素细胞，也有人叫它痣细胞，正常人的皮肤中都存在，散在分布，但是只有在显微镜下才可以看得到本尊的真面目。黑色素细胞在所有人种中的分布是相似的，不是说黑人皮肤中的黑色素细胞就比白人皮肤中的要多一些，多的只是吞噬黑色素细胞的数量。黑色素细胞作用主要是保护皮肤免受紫外线的伤害，但是随着年龄增加，黑色素细胞就会减少，因此产生的黑色素就少了。虽然皮肤是变白了，但容易产生各种疾病。

我的痣会不会"黑化"？

别急，看完这三个问题你就安心了！

(1) 恶性黑色素瘤是怎么来的？

从正常的黑色素细胞发展成为恶性黑色素瘤，还是有一定过程的：正常的黑色素细胞—痣—不典型痣—原位恶黑—浸润性恶黑—转移。在此过程中，年龄、紫外线暴露时间、家族史、皮肤白皙、身上有无不典型痣等因素都

有可能跟恶性黑色素瘤的发生发展有关系。

比方说，年龄大、在紫外线下暴露时间长的、有恶性黑色素瘤家族史、肤色偏白、身上有不典型痣的人患恶性黑色素瘤的风险相对较高，另外基因也在疾病演变过程中间起到催化作用。

不过通过医学专家的研究，也找到了一些相应的靶向药物可以造福人类。如果《非诚勿扰 2》放在 2018 年拍，剧情有可能需要改了，孙红雷扮演的角色就不用开追悼会了，因为治疗恶性黑色素瘤的方法越来越多了。比如，小时候就把脚上的那颗痣给切了，而且要多待在阴凉的地方，戴墨镜，涂防晒霜，不要日光浴……总之减少在紫外线下暴露的时间。

(2) 我的痣会不会变成癌？求解答！

黑色素细胞在皮肤上面聚集在一起了就形成了痣，痣十分常见，民间关于痣也有不少传言，痣长在肚子上容易饿、痣长在嘴旁容易馋、痣长在眉宇间那是美……就连司马光编撰的史书《资治通鉴》上都记载着“刘邦，字季，为人隆准，龙颜，左股有七十二黑子”。那么出现什么特征时需要警惕呢？记住了，ABCDE，五大原则！

A(不对称性)：局部或病灶的一半或一侧与另一半或一侧不匹配。

B(边缘不规则性)：病变的边缘是粗糙的或有缺口的。

C(颜色)：不一样的，可能会有不同的深浅的棕褐色、棕色或黑色，有时补丁的红色、蓝色或白色。

D(直径)：大于 0.5 cm。

E(进化)：过去几周或几个月，病变的大小、形状、颜色或质地发生了变化。

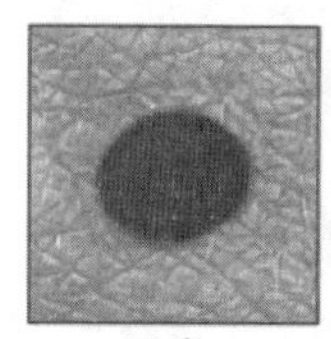
正常
(Normal)

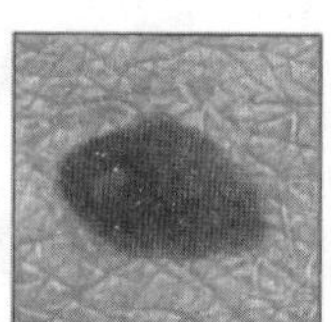
不对称
(Asymmetry)

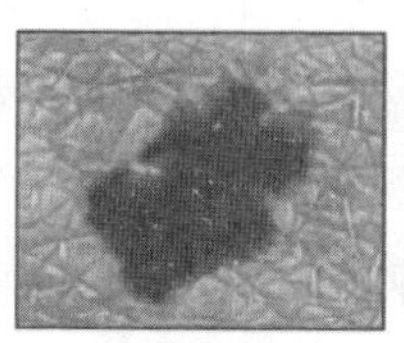
边缘不规则
(Border irregularity)

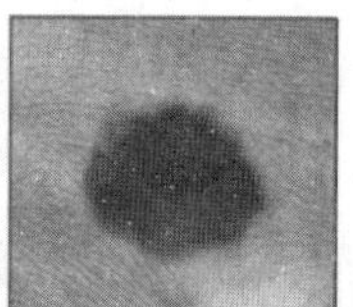
颜色不匀
(Color variation)

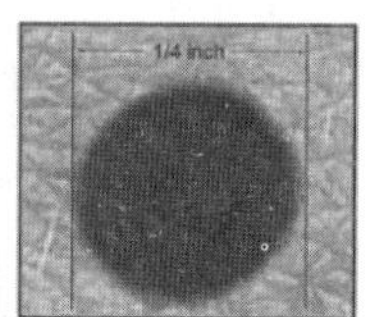

直径
(Diameter)

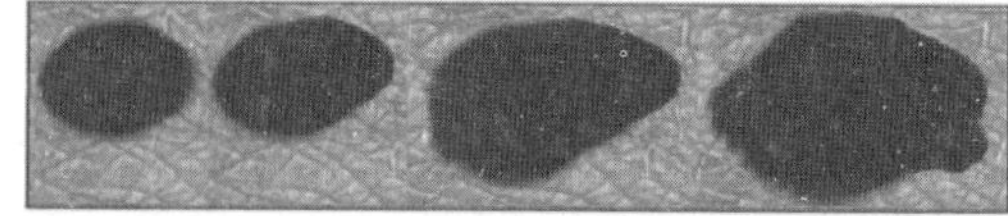
进化
(Evolving)

(3) 哪些痣可能会“黑化”？

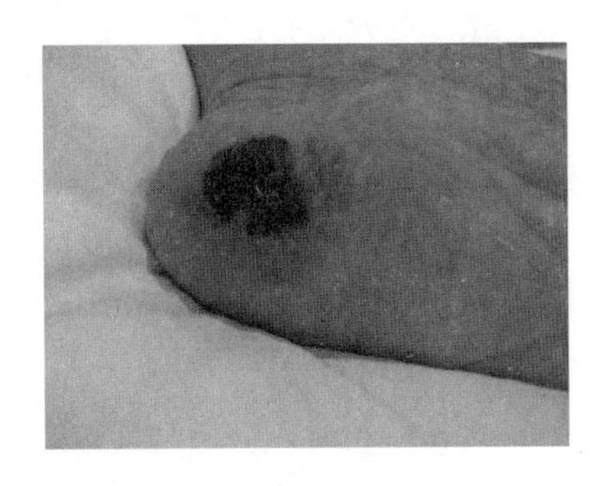

如果您的手上/脚上这些容易摩擦的部位长了痣，无论大小，尽早把这种痣割掉；坊间有传言，“脚踏七星皇帝命”，传说脚底有一颗痣即可事业有成，错错错，这是致命的错误；因为对手脚这些易摩擦的部位，机械性刺激可导致损伤，病因不去除的话损伤不但不能修复，还会大大增加痣细胞恶变的概率。

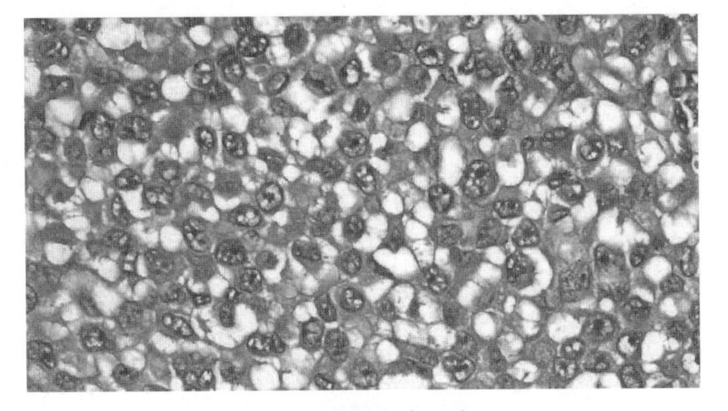

恶变后的黑色素细胞

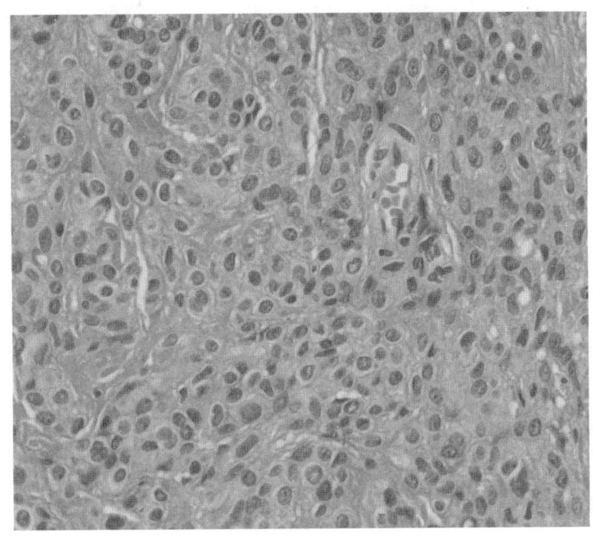

正常的黑色素细胞

患者一般在皮肤科做完切痣手术，都需要送至病理科进行判断，看看这黑色素细胞究竟有没有“黑化”。所以特别提醒大家，千万别以为切完痣就万事大吉了，一定要给医生留下正确联系方式，关注病理报告！

文/病理科　笪　倩

3

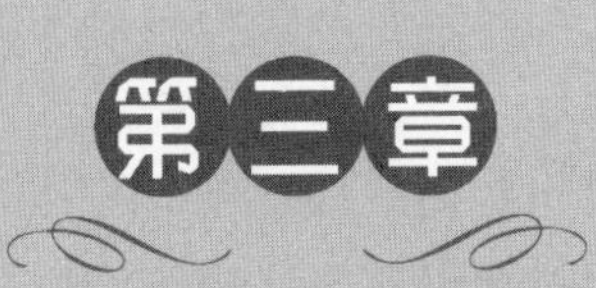

成长的烦恼

宝宝便秘吃香蕉能缓解？你知道的许多育儿常识可能是错的！

在妈妈群中，常常看到妈妈们相互交流着孩子的“便便经”，诸如：

“我家宝宝已经5天没有便便了，是不是便秘啊？”

“我家宝宝每次便便都有点辛苦，可以给她吃香蕉吗？”

“宝宝每次排便很辛苦，但又没到6个月，不知道能不能给喝水？”

关于“宝宝便秘”的问题，妈妈们常常有各种各样的误解。来看看，这些误解，你是不是也有？

几天没便便，就是便秘？错！

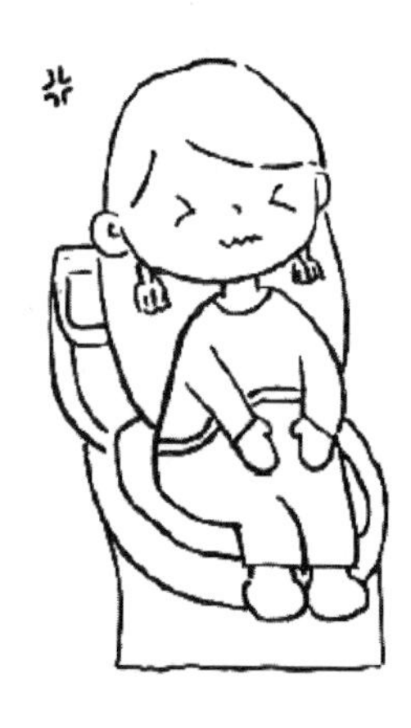

许多妈妈常常这么问问题：“我家宝宝几天没拉大便了，是不是便秘？”而面对这样的问题，儿科医生总会问：“孩子是否有大便费力的情况？排出的大便是否有干结或者成粒的情况？”之所以儿科医生们还会补充多问几句的原因是，并不是宝宝几天没有便便，就说明宝宝是便秘了。毕竟，有一些纯母乳喂养的宝宝，如果消化吸收特别好，容易出现很多天都不拉便便的“攒肚”现象，但那并不是便秘。那么，出现怎样的情况，才能提示宝宝可能发生了便秘呢？

（1）大便次数比正常情况减少，尤其是每周少于等于两次。

（2）次数减少的同时，出现了大便粗硬、干结，甚至堵塞马桶。

（3）宝宝出现排便困难、排便疼痛、大便失禁等。

以上的这些情况，都提示宝宝可能发生了便秘。判断宝宝是否发生了便秘，光看次数还不够，还要看宝宝排便的情况以及大便的性状。

宝宝便秘，也不能喝水？错！

对于便秘的小婴儿来说，要适当多饮水。虽然从理论上来说，对于母乳喂养的宝宝，是可以不额外饮水的。但是当天气炎热、出汗较多时，或者便秘比较严重的宝宝，不必非要坚持不给宝宝喝水，而是可以适当在两顿奶之间增加一些清水的摄入。

喝果汁能够缓解便秘？错！

许多家长都在问给宝宝喝点果汁，是不是能够缓解便秘呢？事实上，压榨的果汁已经去除了水果里富含的纤维素，而丰富的膳食纤维才是缓解便秘的关键，因此，喝果汁对缓解便秘的效果并不好。

如果宝宝有便秘的倾向，可以给他们吃研磨的果泥。苹果、梨、西瓜、枣、火龙果、西梅等，都是有利于通便的水果。

如果是小婴儿，可以在果泥里适当加一些水来稀释；如果是大一些的孩子，建议直接吃水果，这样缓解、预防便秘的效果才能更好。

吃香蕉能够缓解便秘？有争议

以往我们民间的说法是，多吃香蕉有利于通便。可也有妈妈来问我给宝宝吃了香蕉呀，可便秘一点儿没好，还有点加重了，这是怎么回事呢？

围绕着香蕉是否能够缓解便秘这个问题，学术界有一个新的说法，认为香蕉，尤其是半生不熟的香蕉，对便秘没有好处。

缓解宝宝便秘小贴士

1）常常给孩子做抚触

如果家里有便秘的孩子，可以经常给孩子做做抚触。围绕肚脐眼顺时针轻轻按揉，也可以拉着宝宝的手脚做肢体的被动运动，这些方法，都对缓解宝宝的便秘有一定的好处。

2）养成良好的排便习惯

对于一岁半以上的宝宝，建议每天在固定的时间训练如厕，给宝宝养成良好的排便习惯。定期排便、不憋便。一般宝宝在餐后比较容易有便意，因此可以每天选择固定时间，最好是早餐或者晚餐后 10 分钟，给宝宝把便。如果是开始训练或者是已经学会如厕的宝宝，可以让他自己坐马桶 10 分钟，养成排便的好习惯。

3）做好饮食日记，警惕食物不耐受

如果宝宝有湿疹等过敏的表现，家长应当警惕宝宝的便秘还可能是食物不耐受的表现。对于这种类型的宝宝，我们建议家长做好饮食日记，回避可能加重便秘或者引起腹痛的饮食成分。

文/儿科 余熠

孩子要想长得高，请记住这五大关键词

身材矮小会导致孩子缺乏自信，出现社交障碍，对其心理发育造成不利影响，因此，早发现、早治疗就显得极为重要。那么，导致儿童身材矮小的原因有哪些呢?

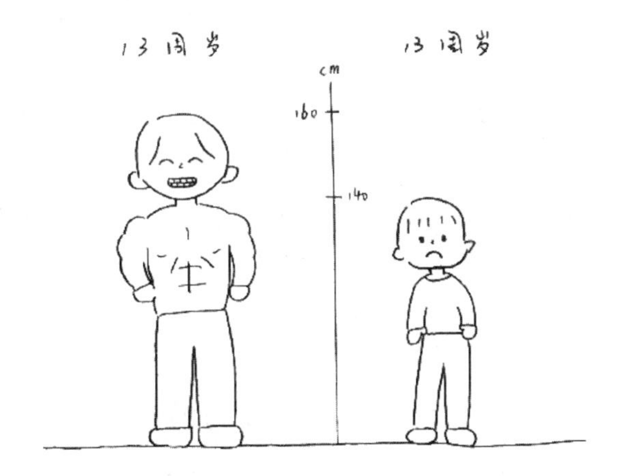

引发儿童矮小症的原因

（1）生长激素缺乏或分泌不足，导致身高不能正常生长（即通常所指的侏儒症），如果不进行生长激素替代治疗，最终身高只能达到130厘米左右。

（2）性早熟患儿通常个子偏矮。

（3）1/3宫内生长迟缓儿成年后身材矮小。

（4）甲状腺功能低下。

（5）家族性矮身材。

（6）其他疾病，如先天性卵巢发育不全、某些代谢性疾病（如先天性软骨发育不全、肾小管酸中毒等）和某些慢性疾病及营养不良等。

孩子长高的5大关键词

1）睡眠

孩子长高主要受到生长激素的作用，它的分泌是脉冲式的，在睡眠状态下的分泌量是清醒状态下的3倍左右。生长激素分泌的高峰期在晚上10点～凌晨2点之间，入睡后35～45分钟开始分泌量增加，因此最好在9～10点之前上床睡觉，每晚保证孩子有9小时以上的睡眠时间。此外，睡眠时全身的肌肉处于放松状态，有利于关节和骨骼的伸展。

2）饮食

想让孩子长高，营养充足还不够，家长还要保证营养的均衡，饮食上应注意荤素搭配、有粗有细，食物品种尽量多样化。动物性食物中富含的蛋白质是人体长高的主要原料，每天应保证一定量的供给。蛋白质主要存在于动物食品如瘦肉、鱼、虾等海产品，动物内脏、鸡蛋、牛奶中，豆制品也是较理想的优质蛋白来源。此外，足够的钙质也是长高的必需条件。牛奶是最理想的钙质来源，每天应该喝300～500毫升；虾皮以及一些蔬菜中钙的含量也较多。各种微量元素对促进生长发育也是至关重要的，尤其是锌元素，故应让孩子多吃新鲜水果和海产品、坚果类食物。

3）运动

运动对儿童身高增长有明显益处，运动的儿童比不运动的儿童平均高2～3厘米。因为运动可以加快全身血液循环，改善肌肉和骨骼系统的营养。适量的运动还可增加对骨端骺板的刺激，加速骨细胞的增殖，从而促进骨骼的生长，此外还能刺激脑垂体分泌生长激素。应该多鼓励孩子多做些跳绳、打篮球等弹跳性的运动。

4）女孩初潮

女孩来月经后身高增长速度就开始减慢，表明生长加速期已过，但是并不意味着不会长高了。有研究显示，少女从月经初潮到发育基本结束这段时间中，身材还在长高，平均身高还可增长5～7厘米。因此，“来月经就不再长高”的说法是不科学的。

5）生长激素

生长激素疗法并不是每个身材矮小的人都能用的，它只适用于以下情况：生长激素缺乏症、先天性卵巢发育不全综合征、小于胎龄儿矮小儿童、慢性肾功能不全引起的矮小以及特发性矮小症。目前临床用的生长激素和人生长激素结构完全相同，纯度较高，一般不会带来任何有害的病原，也尚未发现任何有定论的、严重的副作用，因此对于那些适用生长激素治疗的病人来说，这种方法是安全的。

文/儿科　**董治亚**

宝宝咳喘，你们带他去做雾化了吗？

流感高发季，儿科门急诊患呼吸道疾病的宝宝占大多数。宝宝咳喘不停，很多医生给开了“雾化”，很多家长并不十分了解，今天本文带大家一起揭开雾化吸入治疗的神秘面纱。

什么是“雾化治疗”？

雾化吸入治疗是将药物通过一定的处理后变为微粒，可以通过呼吸吸入患儿的呼吸道中，发挥药物作用，起到治疗的效果。

雾化吸入治疗被广泛应用在不同类型的呼吸疾病治疗中，这种治疗方法起效速度快，药物用量较少，因此不会在患者治疗后产生严重的不良反应。比起口服、静脉、肌肉注射给药来说，宝宝配合度更高。所以，更加适应于儿科临床。

雾化吸入的常用药

很多家长担心雾化药物是不是含有抗生素，其实，目前临床上并没有雾化应用的抗生素，常用的雾化药物主要为以下三类：

（1）吸入性糖皮质激素：减轻气道阻塞，控制炎症，有效控制宝宝的喘息及咳嗽症状。布地奈德混悬液为目前国内常用的雾化吸入剂型。

（2）支气管舒张剂：①β2受体激动剂：常见的有沙丁胺醇和特布他林，有明显气管痉挛的患儿（比如急性喉炎），多用到这类药。②抗胆碱能药：代表是异丙托溴铵混悬液，常作为辅助药物与β2受体激动剂联合使用。

（3）黏液调节剂：能调节患儿呼吸道的黏液分泌，把痰排出。盐酸氨溴索有专用于雾化吸入的剂型。

家庭雾化吸入

随着临床上需要长期雾化治疗患儿的增多，家庭雾化吸入治疗模式日益受到关注。在家庭中开展雾化吸入治疗，其疗效与在医院雾化治疗一致，还可大大提高给药的及时性、方便性和舒适度。

吸入装置操作简单，给药方式简便易行，患儿家长易于接受。

患儿在熟悉的环境中进行治疗，能更好地配合吸入，避免因恐惧造成的哭闹。

喘息出现时，能在第一时间给予雾化治疗，避免病情进一步加重。

除此之外，还有如下几个优点：不必在医院排队治疗；避免医院内交叉感染；时间与金钱的花费更少；携带和操作方便，可随时随地治疗。

雾化吸入的注意事项

(1) 治疗前 30 分钟避免进食过多，吸入前及时清除口腔分泌物、食物残渣等。

(2) 治疗前不要涂抹油性面霜。

(3) 面罩式喷头适合年幼儿或病情较重的年长儿；口含式喷头适合于轻、中度病情的年长儿。

(4) 年幼儿安静时吸入比哭闹时效果好。

(5) 雾化吸入过程中，应密切观察患儿面色、呼吸、甚至状况等，如有面色苍白、异常烦躁及缺氧症状应立即停止治疗。

(6) 雾化结束后，及时清洁面部，清水漱口或适量饮水。

(7) 对一次未用完的雾化药物，建议保存时间不超过 24 小时。

文/药剂科　刘晓雪

宝宝上吐下泻，小心是潜伏的轮状病毒

上吐下泻不一定是水土不服，也不一定是吃撑了消化不良，“老母亲”们，不要慌乱，小宝贝也可能是感染了轮状病毒。怎么办？瑞金儿内科肖园医生敲黑板的时间到了！

宝宝如何感染上轮状病毒的？

轮状病毒性腹泻是具有传染性的胃肠炎，而粪—口传播是它最重要的传播途径！说白了就是吃进去的。可能我这么说，宝爸宝妈就有又疑问了，我们宝宝的食物都是亲手准备的新鲜食材，为何还会被可恶的轮状病毒盯上。其实，问题可能并不出在食物上，而是手！

因此，注重看护者和孩子的手卫生，是预防这类疾病的重中之重。

宝宝得了轮状病毒腹泻，如何居家治疗呢？

饮食

（1）宝宝饮食上需不需要调整？

你可能会问医生肉是不是不能吃，奶是不是不能喝？其实大部分宝宝正常饮食即可，不需要调整。在饮食上，我们的处理原则是：

① 回避高糖高脂的食物。因为宝宝的肠道在这个时候对过多的油脂和糖类消化能力减弱，高糖高脂会引起消化不良，使得腹泻迁延。

② 有的宝宝呕吐也比较多，这时候一般也不需要禁食，更不能禁水，可以采取少食多餐的原则进行喂养。

目前对于轮状病毒性腹泻，已经倡导早期恢复喂养，这样有利于肠道功能恢复，促进营养吸收和体重恢复。

（2）哪些食物是可以吃，哪些是需要避免的？

可以吃的食物包括：

① 如果母乳喂养的，可以继续母乳；

② 瘦肉类；

③ 淀粉类：米面、土豆、藕粉、面包等；

④ 乳制品（配方奶、鲜奶、酸奶都可以，除非患儿本身之前就存在奶类消化的问题）；

⑤ 水果和蔬菜。

以下食物会加重腹泻，应该避免：

① 高脂食物；

② 含大量糖的饮料，比如高糖的果汁；

③ 运动饮料。

脱水

轮状病毒性腹泻之后，大部分孩子是不需要任何抗腹泻治疗的，因为症状会自行好转。但是，造成严重脱水是秋季腹泻最主要的危害，因此你需要保证孩子摄入足够的液体用来预防脱水。

在发生胃肠炎期间，不限制孩子饮水。第三代口服补液盐可以很好地帮助胃肠炎的孩子预防及治疗轻度和中度的脱水。此外，目前的研究还显示，采用第三代口服补液盐，可以使得粪便量减少并缩短腹泻时间。因此，应该从孩子出现吐泻的胃肠炎症状就开始利用口服补液盐预防脱水。

那么如何服用可以起到预防脱水的作用呢？一般来说，根据年龄和大便量来决定，每次腹泻和呕吐后都要补充，直到吐泻停止。具体可以参照以下剂量进行服用：

6 个月以下的宝宝，每次 50 ml；6 个月～2 周岁的宝宝：每次 100 ml；2 周岁～10 周岁的宝宝：每次 150 ml；10 周岁以上的大孩子则能喝多少喝多少，不限制饮用量。

当孩子频繁呕吐，饮用口服补液盐有困难时，可以采取每次呕吐后，每 5 分钟服用 5～10 ml 这种方法。

总之，吐得多，拉得多，就得补充得多。如果孩子已经出现轻度脱水，可以按每公斤 75 ml 的量计算总量，然后 4 小时内喝完。

用药

如果只是轮状病毒性腹泻，除了应用口服补液盐预防和治疗脱水以外，不需要其他药物治疗。

在欧洲儿童胃肠病学、肝病学和营养学学会以及我国中华医学会儿科分会的急性胃肠炎指南中提到可以应用八面蒙脱石散（吸附剂）和消旋卡多曲（抗分泌药物）进行治疗，一些研究提示这些药物可以减少粪便次数和量，但并不是必须的。因为轮状病毒性腹泻本身就是自限性的，也就是说对大部分孩子而言，腹泻会短期内自行缓解，使用这些药物获益有限。

以往推荐补锌治疗有助于缩短病程，但目前看来，在锌缺乏的地区，补锌有效，而对于经济发达地区，锌缺乏并不多见，所以补锌对治疗急性胃肠炎并没有什么好处。

当孩子出现明显脱水表现，比如：哭时眼泪很少，皮肤明显干燥、眼眶凹陷、尿量明显减少等，需要送往医院，及时采用其他方式（比如经鼻胃管鼻饲或者静脉）进行补液，治疗脱水。当出现其他并发症或者继发细菌感染时，则需要由医生给予相应的药物治疗。

文/儿科　肖园

中小学生竟成了烧伤科的“常客”？家长请留心！

入冬之后，中小学生晚上写作业很容易手脚冰凉，因此喜欢用热水袋、“汤婆子”取暖，晚上睡觉也离不开，但这种取暖方式很容易造成低温烫伤。医护人员急切呼吁：热水袋、汤婆子、暖宝宝、电热毯等都是高危取暖用品，请大家一定要谨慎使用！

汤婆子“煨”出来的伤口竟需要手术？

一名9岁的小患者来就诊时，伤口已经完全发黑，经检查为严重的三度烧伤创面。几天前，孩子睡觉时用“汤婆子”取暖，一觉醒来发现大腿内侧被烫出了一个小水泡，家长挑开水泡后，又涂上了红药水，但孩子放学回家后，伤口渗出的液体把裤子打湿了一大块。就近在某院做了简单的去除清理、涂了药膏后，非但没有见好，创面反而越来越深，家长才带着孩子到了瑞金。

其实，这位小患者的伤口并不严重，但不当的居家处理方式，特别是错误地涂抹了红药水，对预后及医务人员的诊断都有影响。

另外，由于就诊不及时，伤口结痂恢复等预后会超过一个月，小患者在寒假期间还将接受手术治疗。

低温烫伤如“文火炖汤”，愈合时间长

低温烫伤是相对于高温、火的烫伤而言的，一般温度在50～60℃，热水袋、“汤婆子”，还有拔火罐、艾灸等都是引起低温烫伤的主要原因。

人的皮肤包括表皮和真皮（浅层和深层），低温烫伤如同文火炖汤一样，由于身体和发热物体长时间接触，热量慢慢渗透到深部，伤及真皮组织。换药时看到的液体渗出，其实是被破坏的组织的溶解液；1～2个月之后，才会

逐渐出现肉芽创面(粉红色),然后再过数周甚至更长时间完成上皮过程,才算是痊愈,整个愈合过程比较痛苦。

低温烫伤后如何处置?

低温烫伤后请及时寻求医护人员的帮助,合理处置方法则依照接触致热源的时间而定:时间不长、烫伤的深度相对较浅,换药保守治疗即可;如果时间长、面积大,则建议手术。

一般来说,两周内愈合的创面不会留疤;三周以上愈合的创面可能会留疤,一定要找专科医生进行瘢痕处置。

预防低温烫伤,医护有话说

这些朋友可以和热水袋、"汤婆子"说拜拜:经常性手脚冰凉的女性、中小学生们喜欢抱(踩)着热水袋入睡,经常一觉醒来就被烫伤了;糖尿病患者、老年人、静脉曲张患者对温度都不敏感,也很容易被烫伤。

其实有更安全的取暖方式,比如可以选购发热的垫子、更厚的棉鞋等物品保暖,也可以洗个热水澡、泡泡脚来驱寒,尽量不去使用热水袋,因为只要使用,就有低温烫伤,甚至因热水袋破裂而高温烫伤的风险。

文/灼伤整形科　**周　洁**

冬季肺炎患儿增一倍，专家：有这4种情况要警惕！

一到冬季，各大医院门诊发热、反复咳嗽的孩子也随之开始增多。其中，肺炎患儿更是比平日增加一倍！家长们不禁又开始担心：咳久了就变成了肺炎么？发烧真的能把肺烧坏了吗？哪些情况要小心是肺炎的可能？

肺炎是怎么回事

肺炎是由于细菌、病毒、支原体、真菌等引起的肺部感染。当孩子的免疫系统不足以对抗这些病原体时，就会引起肺内炎症，出现咳嗽、发烧、气促、喘息等表现。

对于5岁以上的儿童，肺炎更有可能由细菌引起。对于婴儿和小于5岁的儿童，肺炎更有可能由病毒引起。但有时候可能出现混合感染的情况。

肺炎有哪些“信号”

1）高烧不退

普通感冒多数情况下发烧持续时间较短，退烧药使用后体温可以降下来，但是肺炎常有反复高烧，持续3天以上，退热药使用效果不明显或者暂时退热后很快再烧起来。所以不是“发烧把肺烧坏了”，而是“肺坏了引起反复发烧”。

2）咳嗽明显，呼吸加快

肺炎往往会引起严重的咳嗽，夜间也有咳醒，难以入睡。家长会发现孩子的呼吸比平常加快，甚至有喘憋的表现。

3）精神状态不佳

肺炎患儿常有哭闹不止、难以安抚或者夜间无法睡熟、易惊醒表现，严重时则有精神不佳、萎靡甚至嗜睡表现，此时家长一定要高度警惕。

4）进食明显减少

肺炎常会引起孩子食欲明显下降，甚至连水也不愿意喝，若逼迫进食后容易出现呕吐情况。对于小婴儿来说，这可能是最先被父母观察到的表现。

肺炎应该如何预防

肺炎是造成全球5岁以下儿童死亡的第一大感染性疾病。据WHO估计，在5岁以下的儿童中，全世界每年约有1.56亿肺炎病例，其中多达2 000万的患儿病情严重，需要住院。得了肺炎不仅孩子需要吃药扎针挂水痛苦难熬，家长更是心急如焚，同时不菲的住院费用对于家庭而言也是一笔负担，所以我们要“防肺炎于未然”，有一些措施是可以做的。

1）按时接种肺炎疫苗

预防疫苗接种是预防肺炎的最重要手段。目前国内已上市的疫苗为肺炎球菌多糖疫苗和肺炎球菌多糖结合疫苗，也就是俗称的肺炎23价（PPV23）和肺炎13价（PCV13）疫苗。这些疫苗可以帮助孩子预防肺炎链球菌导致的相关疾病，但是仍然有可能因为其他感染造成肺炎（例如小婴儿多见的病毒性肺炎、学龄期孩子常见的支原体肺炎等）。

PCV13：适用于6周龄至15月龄婴幼儿。全程3+1剂次。基础免疫首剂最早可以在6周龄接种，之后各剂间隔4～8周，基础免疫的3剂次在7月龄前完成。加强免疫的1剂次在12—15月龄时完成。

PPV23：只能用于2岁以上的高危人群和老人接种，一般只需接种1剂次。

2）母乳喂养

越小年龄越易感染肺炎，而母乳含有不可替代的免疫成分，能够抑制病原体繁殖，促进婴儿自身免疫功能的成熟。提倡母乳喂养，能够减少低月龄肺炎的发生。

3）勤洗手，多通风

勤洗手能够有效降低病原传播，减少“病从口入”的机会。适当打开门窗，保证居室内空气流通也非常重要，可以减少细菌和病毒在封闭的空间中的传播。但是要注意，空气严重污染时，应减少门窗打开时间。

4）勿去人多拥挤的场所

避免接触患病人群，减少交叉感染。家人有相应症状时，应注意与孩子隔开，二胎家庭也要做好小婴儿的防护。

5）适当的户外活动

合理运动，锻炼身体，增强体质，改善孩子自身抵抗力。

6）鼓励戒烟

香烟烟雾可破坏呼吸道局部的免疫物质的活性，从而损伤肺的自然防御机制。二手烟会大幅增加儿童呼吸道感染的发生。让孩子远离二手烟，包括不要在私家车内吸烟，因为密闭的车内空间，二手烟的浓度非常高，并且会残留很久，危害很大。

7）控制基础疾病

如果有孩子有哮喘、先天性心脏病、神经肌肉疾病等慢性基础疾病，会增加肺炎发生的可能，所以应规律随诊。

怀疑孩子得了肺炎应该怎么办

有时，即使家长做足了以上预防措施，但孩子还是发生了上述症状，家长应及时带孩子就诊于正规医疗机构，医生根据病情可能会要求验血或者拍片，如果明确诊断肺炎，则需要及时治疗。

普通肺炎可以在门诊口服抗生素或者静脉输液治疗，病情比较严重时则会收住院治疗，多数情况下肺炎治疗的疗程需 1～2 周，严重情况下则需要更久甚至转移至重症监护室治疗。

文/儿科 肖园

孩子幼儿园里有小朋友得手足口病了，我该怎么办？

家里娃刚入园，班里就有小朋友得手足口病，作为家长，该怎么办？先别慌，且听医生怎么讲。

手足口病

手足口病，是由一组肠道病毒（20 多种）感染所致的一种急性传染病。因多发于 5 岁以下儿童，且通过日常接触传播，因此成为幼托机构中发病率最高的儿童传染病。大部分手足口病的患儿症状均较轻，可以自愈，只有极少数才会发展为重症。

居家鉴别手足口病

感染手足口病的患儿，早期会出现类似感冒的症状，如发热、咳嗽、流涕、食欲不振等等，此时尚无法判断是否为手足口病。临床上判断手足口病最主要的依赖于其特征性的“口、手、足”表现。“口”是指疱疹性咽颊炎，即肉眼可见口腔内灰白色疱疹、溃疡，伴疼痛、拒食、吞咽不适感。在“手、足”部，则表现为手掌面、足部出现的多个小圆形疱疹，直径约 1～2 毫米，分布不规则但左右大小一致。和烫伤、烧伤、磨损后出现的水疱不同，手足口病的疱疹“小而硬”，表现为皮厚、液体少、不易碰破，疱疹周围还有一圈红晕，不痛不痒。疱疹多在 3～5 天内自行退掉，消退的时候不破皮不结痂不留疤，是典型的手足口病疱疹的特点。

当然，确诊手足口病还是需要至医院进行病原体的检测，包括鼻咽拭子和血清学检查，配合完成必要的采样才能确保尽早诊断。

居家预防手足口病

手足口病传染性最强的时间是在发病后一周内。若小朋友感染了手足口病，他近期接触过的一切用品都有可能感染病毒，应彻底消毒，包括毛巾、漱口杯、玩具、餐具、床上用品、衣服，甚至是饮食饮水、排泄物等，都必须尽快进行处理。

常用的消毒方法即开水煮 15 分钟以上，耐高温的产品推荐隔水蒸 15 分钟后再烘干；不耐高温或无法蒸煮的东西，比如塑料制品、家具等，可以使用 1∶40 稀释的 84 消毒液浸泡或反复擦拭，要求作用时间 15 分钟以上。消毒完成后注意要及时擦去残留的消毒液，以防入口。

布类制品，比如被褥、衣服、毛巾等，单独清洗后煮沸 5 分钟以上，家有烘干机烘干者最佳；其他能使用一次性用品的，尽量选用一次性用品。

如果怀疑自家小孩得了手足口病，也请尽快到医院就诊，以防止进一步传染给他人。确诊轻症无需住院的患儿，可以居家隔离。居家隔离期间，注意保持室内空气流通，每天开窗通风 1 小时以上（雾霾天除外）。

预防手足口病最重要的一点就是勤洗手

需要注意的是，市售的各种所谓号称具有杀菌消毒功能的湿纸巾、免洗消毒液，对手足口病毒无法产生作用，不能代替上述消毒方法。

二胎家庭如果一个宝宝发病，另一个还没有生病的，也要及时隔离。另外，大人也会得手足口病，只是发病率低，多见于患儿家属、幼托机构老师、保育员和家庭育儿嫂等。成人感染手足口病后虽然很轻无须治疗，但仍需按上述方法做好消毒隔离。

和水痘、麻疹、风疹等“一辈子只生一次”的常见传染病不同，手足口病每次感染的病毒都不同，病毒与病毒间无交叉免疫力，因此一次病愈后极有可能再次感染，不可掉以轻心。

文/感染科　**庄　淼**

宝宝出生就要立刻打的这支疫苗，究竟选国产还是进口？

4月25日是全国儿童预防接种宣传日，我国现已成为第一乙肝大国，接种乙肝疫苗是预防乙肝病毒的最有效办法。特别是对新生儿来说，出生以后立即开始注射流程，24小时内注射第一针，越早效果越好。

但乙肝疫苗具体究竟应该怎么种，还是有很多朋友不清楚。因此，医生整理并回答了乙肝疫苗接种常见的20个问题。

乙肝疫苗能预防乙肝感染的原因

乙肝疫苗的主要成分是乙肝病毒Dane颗粒。病毒的Dane颗粒内部是具有传染性的病毒DNA，而疫苗没有。换句话讲，疫苗就是病毒的外壳，疫苗接种后，这个壳可以刺激人体的免疫系统，产生针对它的抗体。一旦乙肝病毒出现，抗体会立即将其清除（中和作用），阻止乙肝病毒感染，从而达到防疫效果。

这个保护性抗体可以通过检测乙肝两对半而获知。一般列在化验报告第二项——乙肝表面抗体，有些医院用抗HBs或HBsAb表示。

（1）为什么新生儿就要接种乙肝疫苗？

婴幼儿的免疫系统发育还不成熟，一旦感染乙肝病毒，很可能被视为“自我”的一部分而在肝脏中长期“潜伏”下来。婴幼儿时期被感染者，绝大多数终身携带乙肝病毒，所以预防乙肝需在出生后即刻开始。

我国于2002年将乙肝疫苗纳入强制免疫规划，凡在正规医疗机构出生的新生儿，无论父母是否为乙肝感染，均在出生后24小时内接种第1剂乙肝疫苗。20多年来的实践经验显示，新生儿接种乙肝疫苗是安全的，且耐受良好，所以准爸准妈们大可放心。

(2) 危重症新生儿需不需要接种乙肝疫苗?

按《新规》规定,危重症新生儿应在生命体征平稳后尽早接种第1剂乙肝疫苗。基于接种疫苗本身并没有什么严重的不良后果,而危重症新生儿一出生就需要接受各种医学治疗和护理,因此尽早接种乙肝疫苗是需要的。

(3) 早产儿和低体重儿怎么接种乙肝疫苗?

按《新规》规定,早产儿和低体重儿是否接种疫苗,取决于母亲是否为乙肝感染者。

若母亲未感染乙肝,则可以等到体重大于2 000 g后再开始接种第1剂疫苗;若母亲已经是乙肝感染者,则仍需在出生后尽早接种第1剂疫苗,以最大程度地降低哺育过程中母亲将乙肝病毒传给宝宝的风险。如果不确定母亲是否为乙肝感染,则按照假设感染者处理。

(4) 乙肝疫苗的接种方法?

乙肝疫苗通常全程接种三针,简称0、1、6原则。分别为出生后或任意时间,第1剂起1个月,第1剂起6个月。

(5) 乙肝疫苗是不是一定要打满0、1、6?

接种疫苗的效果取决于机体产生乙肝表面抗体(抗HBs)的速度,可通过检查乙肝两对半来验证。抗HBs数值越高,代表体内能抵抗乙肝病毒的抗体越多。

绝大部分接种者,抗HBs出现的时间在第1—2针之间,然而此时作用还比较弱。虽然接触病毒不一定会感染,但仍有风险。因此,为了您和家人的健康,请正规接种乙肝疫苗。

(6) 有没有可以只打一针的乙肝疫苗?

目前还没有。进口的乙肝疫苗是葛兰素史克公司生产的安在时,也要遵循0、1、6原则。

(7) 进口的乙肝疫苗和国产的乙肝疫苗有什么区别?

因疫苗的生产工艺不一样,可能在产生抗体的量、维持时间的长短、副反应的大小等方面有一些差异。一般对于免疫功能正常者,国产疫苗完全可以胜任;免疫缺陷者,更推荐进口疫苗。

(8) 我身体很健康/体质很弱经常感冒,进口或国产疫苗,更推荐哪一种?

目前国内的乙肝疫苗和进口疫苗基本没有太大区别,技术和质量都是过关的。一般来说，进口疫苗提纯度要高于国产疫苗，不良反应较少，相应的价格也更昂贵一些。

(9) 接种一整套乙肝疫苗后可以维持多久？

按照官方的说法，正规接种的乙肝疫苗的有效时间在 5～15 年。实际上，这个时间范围非常广，因人而异，最长的 20 年、30 年都有。

比如我们医生护士、抽血师、检验部门、血站工作人员，还有乙肝感染者的非感染家属，因为长期频繁地与乙肝感染者接触，体内的抗体一直在持续不断地受刺激产生中，因此维持时间比一般人久很多。

(10) 我小时候接种过，还需要再接种吗？

去医院里查一下乙肝两对半，如果第一项乙肝表面抗原(HBsAg)和第二项乙肝表面抗体(抗 HBs 或 HBsAb)都是阴性，建议接种。

如果第一项阳性，说明你已经感染了乙肝，不需要也不可以再接种疫苗；如果第二项阳性，且数值＞10 IU/ml，说明还有免疫力，暂时不需要接种。

(11) 我得过乙肝，还可以接种疫苗吗？

得先搞清楚，之前得的是急性乙肝还是慢性乙肝？

如果是急性乙肝，则参照上一题，查一下乙肝两对半，看看抗体(抗 HBs)是否还＞10 IU/ml，有就不需要，没有就需要；如果是慢性乙肝，那么不需要也不可以再接种疫苗。

(12) 为什么我接种过疫苗还要补种？

原先接种过疫苗或曾经感染过乙肝，产生过抗体的人，随着年岁增加，抗体的效价会逐渐衰减。当抗体水平下降到一定程度时，防疫能力消失，所以需要补种。

(13) 什么时候需要补种疫苗？

当抗 HBs 检测值＜10 IU/ml 或阴性时，建议重接种。当然首先要确保乙肝表面抗原(HBsAg)是阴性的。

(14) 补种疫苗需要打几针？

还是 0、1、6 原则。

(15) 为什么有的人打 1 针就够了？

人体内存在记忆 B 细胞，既往有过抗体的人，有些再次接触乙肝病毒或疫苗后，体内抗体(抗 HBs)水平能迅速升高，恢复到正常水平。一般多见于抗 HBs<10 IU/ml 但仍未完全消失的免疫功能正常者。

（16）体质弱的人接种乙肝疫苗，会不会感染乙肝病毒？

不会。

前面说过了，乙肝疫苗是病毒的空壳，不含有病毒 DNA 成分，没有传染性。而且乙肝疫苗是通过现代科技，使用基因工程的方法批量生产的，不是从乙肝感染者的血液中提取的，所以接种乙肝疫苗不会感染乙肝病毒。

（17）去哪里接种乙肝疫苗，医院感染科可以吗？

医院里不接种疫苗，药房里也不供应疫苗针。所有疫苗接种归社区接种门诊管，就是小婴儿打针的地方。

（18）我想去社区医院接种乙肝疫苗，需要准备什么？

带好本人医保卡，近期的乙肝两对半化验单（要保证乙肝表面抗原（HBsAg）和乙肝表面抗体（抗 HBs 或 HBsAb）都是阴性的）还有钱。

（19）接种疫苗后多久可以去查有没有抗体/免疫力？

90%以上的人第 3 针后体内抗体水平达到高峰，因此推荐在第 3 针后 1～2 个月查乙肝两对半，效果好的话抗 HBs 检测值可在 1 000 IU/ml 以上。

（20）我接种了乙肝疫苗，可是抗体没有出现，怎么回事？

先排除其他因素，比如接种时身体是否健康，接种过程是否规范，接种场所、疫苗来源和操作人员是否正规，还有检验的机构是否正规。

如果排除了上述因素，确实没有产生抗体（抗 HBs）的，推荐按 0、1、6 原则重新接种一次，可以用进口疫苗，效果会好一些。

重新接种了还是不出现抗体，那么您可能就是那万分之一的“疫苗免疫不应答体质”，不建议再重复多次接种。多从个人卫生和生活习惯上下手，尽可能减少自己接触乙肝病毒的机会。比如不要和人共用剃须刀和牙刷，身上有暴露的伤口时及时覆盖包扎，去正规医疗场所和美容机构就医时，避免针刺和血液接触的机会。

其实成年人感染了乙肝病毒绝大部分都是急性，可以自愈，所以放宽心，有没有抗体，都不影响一般的生活工作学习。

文/感染科　**庄焱**

儿童尘螨过敏怎么办？

随着居住条件和生活环境的改变，全球范围内过敏性疾病的发病率均有所增加，尘螨引起的过敏性疾病发病率有增多趋势，儿童尘螨过敏引起的过敏性鼻炎、支气管哮喘、螨性皮炎者亦不在少数，过敏患儿饱受困扰，影响日常生活甚至学习，严重者导致疾病。那么，尘螨到底何物，对人身体有何影响，如何回避、如何治疗呢？

尘螨是一种微小节肢动物，如针尖大小，肉眼不易发现，是最常见的吸入性过敏原之一，普遍存在于室内，户尘螨和粉尘螨是主要的两种螨，存在于卧室的床、被、枕头以及地毯、沙发等处。中国地区的调查发现床和沙发中的尘螨密度最高，其次是地毯和枕头、地面。尘螨尸体碎片、分泌物、排泄物及虫卵都可引起人体过敏而且由于积小、重量轻，可在空气中到处飘散引发疾病。在温暖潮湿及有食物的环境下尘螨的繁殖率会达到高峰。尘螨的分布有一定的季节特征和地域特征。

尘螨是最常见的潜在室内过敏原，是诱发儿童哮喘急性发作常见危险因素之一，全球流行病学调查表明 80%以上的哮喘患者对尘螨过敏。尘螨诱发哮喘急性发作主要表现为阵发性的咳嗽、咳痰、喘息、胸闷，严重者有气促、呼吸困难等，尘螨过敏的严重程度与哮喘急性发作的严重程度有关，儿童哮喘控制水平受尘螨过敏原含量变化的影响，所以有针对性的加强居室环境干预措施，有利于哮喘的总体治疗与控制。尘螨也是引起变应性鼻炎的主要过敏原，以鼻塞、鼻痒、流清水鼻涕、打喷嚏为主要特征。此外还可引起螨性皮炎、荨麻疹等变态反应性疾病，主要表现为皮肤瘙痒、皮疹。亦有少数人会引起过敏性结膜炎，以眼痒、流泪、眼睛发红、结膜充血水肿为主要表现。

儿童尘螨过敏主要根据症状体征、实验室检查来诊断，常用的实验室检测有尘螨过敏原提取液皮肤点刺，根据风团大小判断结果，血清特异性 IgE 水平的检测可以帮助确诊尘螨过敏及其程度。尘螨过敏治疗，主要是脱敏治疗，包括皮下注射脱敏，剂量从低浓度到高浓度递增，使患者达到最大耐受量维持注射 3 年左右。舌下含服脱敏，通过舌下或口服给药途径逐渐增加剂量和浓度直至达到耐受一定浓度的尘螨变应原，其他治疗包括抗过敏治疗、过敏原回避等。

尘螨普遍存在，是否真的避无可避呢？当然不是！如果做好以下几点日常环境管理，仍然会起到很好的防治、改善或减轻过敏症状的作用：①改善家庭卫生是防止尘螨过敏的重要措施：保持空气流通，居室内干燥，清洁除尘，勤洗衣服床褥被单，经常暴晒，尽可能避免使用毛毯、地毯等容易滋生螨虫的物件；②减少暴露于屋尘螨过敏原的环境中：易过敏者应减少室内活动时间，多在户外活动，清洁除尘时应暂时离开，避免呆在室内；③杀螨也是一种防止尘螨过敏的必要措施，杀螨剂杀螨方法简单，但也有诱发变态反应的风险，应慎用。

文/儿科 **吴 群**

认识青少年型帕金森病

青少年型帕金森病是指发病年龄小于等于40岁的帕金森病(也有文献将上限值设为50岁),又称早发性帕金森病EOPD。其中21岁之前发病的为少年型帕金森病(JP),21岁之后发病的为青年型帕金森病(YOPD)。

1) 流行病学

青少年型帕金森病较少见,发病率占帕金森病人数的5%～10%,在欧美国家中约为5%,在日本约占10%。其与晚发型帕金森病相似,发病率随着年龄的增加而增加。

青少年型帕金森病具有较明确的遗传易感性和家族聚集性,其阳性家族史多于晚发型帕金森患者,提示遗传因素在其中起重要作用。

环境因素与早发型帕金森的关系尚有争议,有些研究发现早发型帕金森病患者相较于晚发型患者,既往脑外伤史的比例更高,有运动习惯的患者比例更低。

2) 运动症状

青少年型帕金森病首发症状不典型,以强直、运动迟缓多见。有些早发型帕金森患者的发病形式较为特殊,尤其是少年型帕金森综合征,可以肌张力障碍形式发病,特别是足部肌张力障碍。

青少年型帕金森与晚发型帕金森的症状基本相似,以震颤、肌强直、运动迟缓三联征为主要特征,强直及运动迟缓较震颤明显,震颤多以姿势性震颤为主。病程进展较慢,对药物反应较好,但较早期便可发生运动并发症,如异动症、"开关"现象等。

3) 非运动症状

青少年型帕金森的认知保留相对完好,认知下降出现时间较晚,情绪及行为障碍表现较为明显。情绪障碍主要表现为抑郁、焦虑、易激怒等,对患者工作、婚姻、人际交往、经济的影响较大。行为障碍主要有强迫性增加药物剂量，不仅仅限于抗帕金森药物，撤药作用明显；贪吃、赌博、强迫性购物，性欲亢进等冲动控制障碍表现；刻板动作等。

在睡眠方面，有研究发现青少年型帕金森病的患者睡眠较少受到影响，包括多梦及白日嗜睡均比晚发型帕金森病患者少见。

多个对青少年型与晚发型帕金森在自主神经功能障碍（常表现为便秘、尿频尿急、体卫性低血压、出汗增多等）方面的差异性研究，得出相反的结论。有研究认为青少年型流涎、便秘等较常见，而有些则认为自主神经受累较轻。

4）基因

青少年型帕金森的基因突变较晚发型多见，在少年型帕金森综合征当中尤为突出，以 *PARKIN* 基因突变最为经典，其余可见 *PARK1*、*PARK6*、*PARK7* 基因突变等，现在又发现 *DNAJC6*。不同基因突变之间的表现有所差异。

5）病理

青年型帕金森病的病理特征及功能影像学特征与晚发型相似，证实它们为同一种疾病。但少年型帕金森综合征中，帕金森病中典型的路易小体消失。

6）治疗

在治疗方面，患者进展较慢，对药物疗效较好，易出现运动并发症，故建议先使用非多巴胺能药物方面进行治疗，如单胺氧化酶抑制剂、金刚烷胺。若以震颤为主要表现，还可选用安坦类药物，后者需注意认知的损害。如果症状无法控制，可使用多巴胺受体激动剂（DR－A）。若仍无法控制，可使用美多芭。

7）少年型帕金森综合征

少年型帕金森综合征在病理方面与经典帕金森有差异，未见到经典的路易小体沉积。

少年型帕金森综合征家族聚集倾向更常见，与遗传关系更明确，基因突变更多，主要是 *PARKIN* 基因，常为常染色体隐性遗传。肌张力障碍，尤其是足底肌张力障碍更常见。对多巴胺反应更明显。可出现症状波动，白天症状较重，晚上症状较轻。

对于少年型帕金森综合征，尚需与其他疾病做进一步鉴别，如多巴胺反应性肌张力障碍、肝豆状核变性、早发型舞蹈病、脊髓小脑共济失调、继发于药物或感染等的帕金森综合征。

文/神经内科　崔诗爽　陈生弟

二手烟对孩子伤害更大

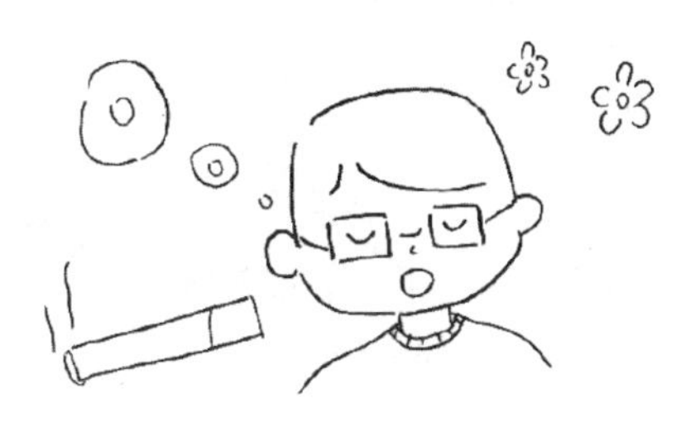

WHO 指出，二手烟使肺癌发生危险增加 20%～30%，不吸烟者和吸烟者在一起工作或生活，每天接触二手烟一刻钟，时间达到一年以上，其危害等同于吸烟。根据《2007 年中国控制吸烟报告》，我们人群中遭受二手烟危害的 15 岁以下儿童达到 1.8 亿之多。对于这些各方面机能尚处于不断累积阶段的孩子，二手烟不仅会刺激他们娇嫩的眼睛、喉咙等等，甚至还会显著增加他们患肺癌和心脏病的风险。

“二手烟”会导致孩子猝死

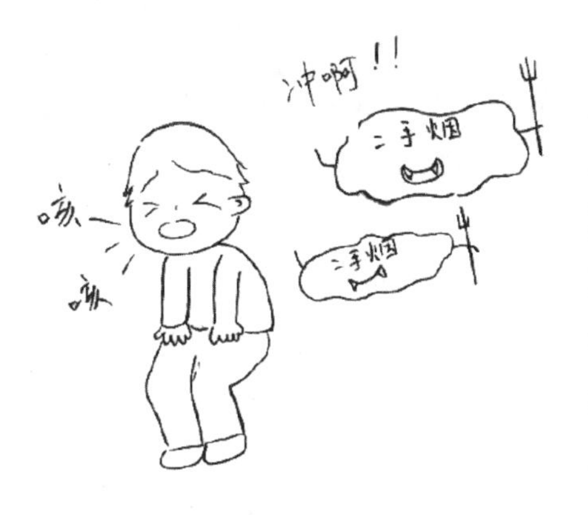

如果妈妈们在怀孕期间，长期吸入二手烟，这些有害物质就可能透过胎盘去危害肚子里面孩子的健康。尤其是一氧化碳等有毒物质，会导致妈妈体内血氧浓度降低，极易导致胎儿缺氧甚至是窒息。此外尼古丁等物质还会导致血管变窄，直接可能导致胎儿早产，而早产对于孩子健康是非常不利的，严重就有可能是过早夭折。此外出生后的孩子如果吸入大量二手烟，非常容易出现呼吸道疾病，严重的还会有猝死的危险。

“二手烟”会引发孩子哮喘病

孩子身体正处于发育阶段，所以这个时候他更需要呼吸新鲜的空气。而如果让孩子处于二手烟的环境中，就会让孩子的健康受到极大的影响。这是因为孩子的自我保护能力差，再加上免疫功能不健全，非常容易引起哮喘、气管炎、肺炎，严重还可能是猝死。研究发现，家中有亲人吸烟的孩子，患病几率远远大于不吸烟家庭的孩子。

“二手烟”会增加孩子脑膜炎风险

孩子经常处于二手烟的环境中，其患脑膜炎的几率也会极大地提高。英国的研究人员就做过相应的实验，他们发现经常暴露在二手烟环境中五岁以下的孩子，其患脑膜炎的几率是正常情况下孩子的两倍。而如果是妈妈在怀孕期间曾抽烟，那么患病几率就会提升为三倍，因此，为人父母，不仅自己不应该吸烟，更应该让孩子避免接触香烟。

爸爸们，莫让“吸烟空余恨”，最好还是能戒则戒，不然就请远离自己的孩子。有些爸爸们一定会说，工作上的应酬不得不抽，这不过是托辞罢了，仔细想来，如果因为“二手烟”让下一代的健康遭受了不幸，那么爸爸们今后也就在没心情去参加什么所谓的应酬了。如果实在烟瘾难耐，就请尽量到阳台或者其他通风的地方抽烟，尽可能减少孩子吸二手烟的机会。与此同时，一定要注意，为了能让孩子尽量不吸入二手烟，爸爸妈妈们尽量避免带孩子去人多的场所，碰到抽烟的人，可以避开或者提醒别人掐灭烟。平常可以多带孩子去公园，呼吸新鲜的空气，这对于孩子的健康是非常有益的。

文/呼吸与危重症医学科　**周剑平**

饮食对了，病好一大半
——克罗恩病患儿的营养指导

克罗恩病是一种原因不明的消化道自身炎症性疾病。在疾病的活动期，受累的消化道会不断出现溃疡，俗称“烂肠子”病。不幸罹患此病的孩子，在饮食上会受到诸多限制。怎样去合理安排饮食，得到正常的营养就会变得非常困难。

合理的饮食与营养对于克罗恩病的患儿非常重要，一些病情较轻的患者完全可以通过正确的营养治疗获得缓解，而中重度的患儿通过合理的营养治疗也可以减缓病情、减少复发。此外合理的营养也是患儿生长发育所必需的。

对于尚处在疾病活动期的孩子，可能需要一段时间完全回避日常饮食，转而靠专用的肠内营养制剂去补充营养，称为全胃肠内营养(EEN)。除非孩子对牛奶蛋白过敏，否则不推荐使用游离氨基酸配方的营养粉，而应使用短肽或整蛋白无乳糖的营养配方制剂。很多研究提示这种方法可以促进克罗恩病孩子肠道黏膜的愈合，减少骨骼的钙流失并促进患儿的生长发育。因此这种利用 EEN 进行治疗的方法已被我国、欧洲、日本、北美多个儿科胃肠病学会作为缓解病情的首选方法之一。

EEN 需要治疗多长时间？一般需要 6～8 周。在疾病开始缓解前，一般不建议添加其他日常饮食。由于观念、经济和肠内营养剂口味等因素的影响，很多克罗恩病患儿及家属不太接受这种进食方法，总喜欢用自己煲的粥汤给孩子“进补”，这是很大的一个误区。粥汤并不像很多老百姓认为的那样具有特殊的营养价值，以这种方式进食不仅不利于疾病的缓解，反而加大了孩子出现营养不良的风险。

在疾病获得缓解后，克罗恩病孩子的饮食也应该十分注意。虽然没有哪一种饮食能够打败克罗恩病，但不好的饮食却能够诱发肠道炎症，减少能量供给，促使疾病复发。

首先可以做到少食多餐，即增加进食次数(每天4～5次)，减少每餐的进食量和食物种类，这样可以减轻胃肠道的负担。

其次要避免那些可能加重症状的食物。虽然我们无法确定哪些食物对克罗恩病来说是有益的，但以下这些食物至少是不利于病情控制的，需要回避：煎炸烧烤食物，人造奶油、黄油、蛋黄酱、色拉酱，全脂奶制品，生的瓜果蔬菜，酒精、咖啡因、浓茶，烟草制品(包括二手烟)。

具体到日常饮食中，以精米精面为主食没有问题，需要避免进食高纤维素含量的粗粮以及全麦制品，比如全麦面包。而对于水果和蔬菜，尽管对于普通人来说这是非常健康的食品，但是由于其中较高的纤维素含量，不建议吃带皮的水果和生的蔬菜，尽量用果汁和煮过的蔬菜来代替。而对于蛋白质的供给，可从蛋类、家禽、鱼及豆腐中选择摄取，避免进食高脂肪含量的红肉(猪肉、肥牛肉、羊肉等)。奶制品尽量以无乳糖和低脂肪的奶为宜，或者以豆浆来代替，避免全脂牛奶以及黄油、奶油类食品。除了水，不喝其他饮料，尤其是含糖、咖啡因和酒精的饮料。在加工食物的过程中，还需要避免各种香辛料及糖的添加，比如蔗糖、芥末、辣椒、胡椒、姜、蒜、洋葱、咖喱等。

由于日常饮食限制较多，克罗恩病患儿很容易出现某些营养素的缺乏，因此建议日常补充多种维生素(尤其是维生素D、维生素B12、叶酸)、铁剂、钙剂。至于一些其他营养补充剂，包括益生菌、ω3脂肪酸、中链脂肪酸，部分研究提示可能对克罗恩患儿有一定的益处，但还没有明确的结论。

尽管如此，家长需要明白，饮食的控制是十分个体化的。这意味着您孩子在进食某种食物后可以造成复发或病情加重，但同样的食物对于另外一个克罗恩病患儿可能没有丝毫影响。因此，需要家长详细地做好饮食日记，记录孩子进食每种食物后所出现的反应，避免那些进食后加重病情的食物。

最后需要明确的是饮食管理只是同克罗恩病做斗争时重要的一环，但是单单靠饮食也无法战胜这个疾病，该用药的时候绝不能停，拒绝听信并尝试号称可以治好此病的所谓偏方、祖传秘方等。

文/儿科　肖园

春季水痘高发季，如何保护儿童？

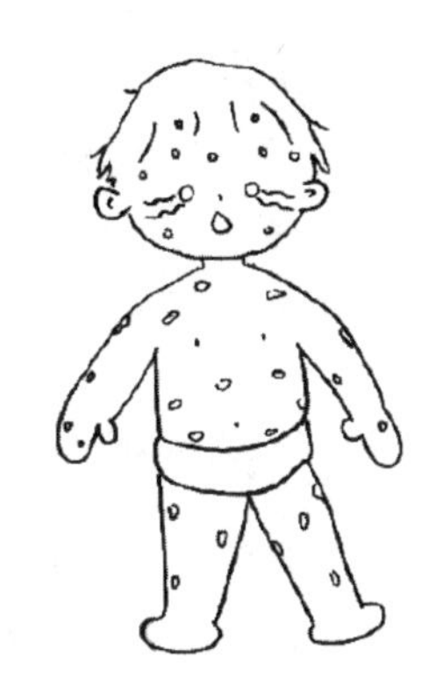

水痘是由水痘—带状疱疹病毒初次感染引起的急性传染病。主要发生在婴幼儿和学龄前儿童，成人发病症状比儿童更严重。春季是水痘的高发季，传染力强，水痘患者是唯一的传染源，所以很多家长担心自己的孩子被传染。针对家长关心的关于水痘的疑问，瑞金医院皮肤科陈小英医生为您解答！

小孩水痘初起什么样?

以皮肤和黏膜成批出现向心性分布的红色米粒大小斑丘疹、水疱为特征，主要发生在面、胸、腹、背，四肢少见。

出水痘一定伴有发烧吗?

大部分患儿发疹前可出现发热，伴有乏力、肌肉酸痛、食欲不振等常见的病毒感染的症状。但少部分患儿也可能没有发热而直接出现典型的水痘皮疹。

小孩出水痘，需要跟大人、小孩都隔离吗?

水痘传染力强，水痘患者是唯一的传染源，自发病前1～2天直至皮疹干燥结痂期均有传染性，接触或飞沫吸入均可传染。故患儿需要隔离，尤其在学校等场所，一般需休学2周。

小孩的水痘跟大人的带状疱疹有区别吗?

两者均由水痘—带状疱疹病毒感染引起。水痘是初次外源性感染后引起的急性传染病。感染水痘病愈后可获得终身免疫。但是该病毒会以静止状态存留于患儿神经节中，成年后当人体免疫力下降时，临床出现以伴有神经痛的红斑水疱为特点的带状疱疹。

小孩得了水痘，应该去传染病院还是医院普儿科也行？

水痘为传染病，一旦疑似或确诊，需至传染科或者皮肤科就诊。

水痘的病程什么样？

水痘病毒感染儿童后，大约经过两个星期的潜伏期。儿童会出现发烧、头痛、身体不舒服、食欲不振等前驱症状。一般数小时或者是1天后，患儿身上会慢慢出现具有特征性的米粒大小红色丘疹——水疱。3～5天后水疱浑浊开始结痂。水痘从发热至出疹、疱疹、结痂、痂脱落，一般需要7～14天。

班里发现小朋友得了水痘，其他孩子还需要注射水痘疫苗吗？

上海疾控中心建议，当幼托机构或学校在21天内发生2例及以上水痘病例时，可对密切接触者（与病例在同一班级宿舍或同乘一校车等人员，且从未接种过水痘疫苗或者5年内未接种过）进行水痘疫苗应急接种。

文/皮肤科　**陈小英**

家有小儿，药箱里要备点啥？

器材

用电子体温计代替水银体温计，后者不方便还有安全隐患。

干净的纱布、棉球、碘伏棉签和创可贴——可以处理简单的外伤。

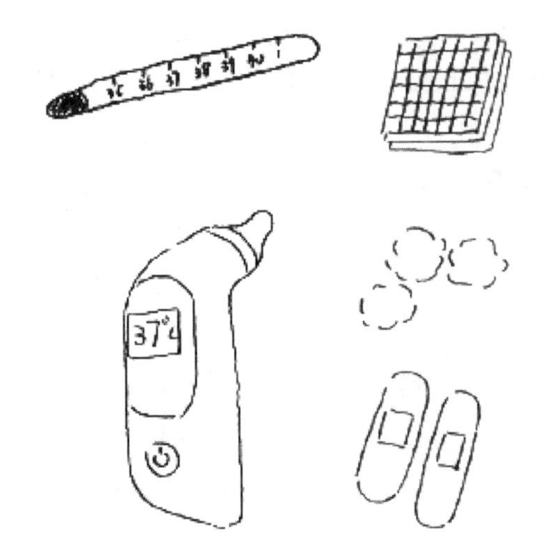

药物

解热镇痛药

也就是平常所说的退热药，其实这些药不仅能退热，而且能缓解疼痛，比如发热所引起的头痛、肌肉酸痛，以及平时的牙痛、腰背痛、偏头痛、痛经等等。此类药物绝大部分是非处方药，其中布洛芬和对乙酰氨基酚大人和孩子都可以使用，因此家中可以常备。其中对乙酰氨基酚 3 月龄以上可以使用，布洛芬则是 6 月龄以上。值得大家注意的是，虽然阿司匹林同属于解热镇痛药物，但对于发热儿童，有造成瑞氏综合征的风险，单纯退热已经不用该药。

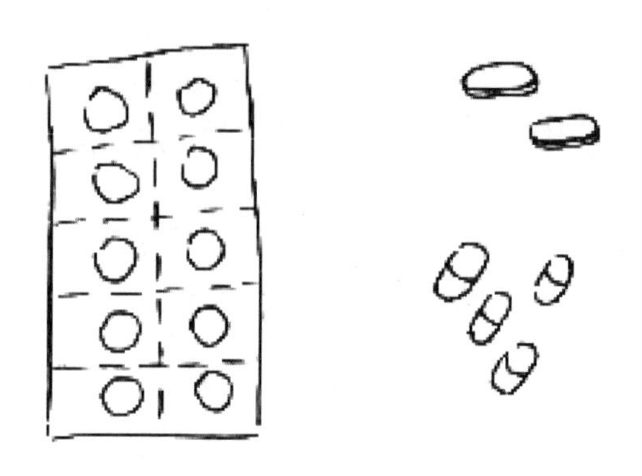

抗组胺药

俗称抗过敏药。顾名思义，主要用于缓解过敏性疾病（过敏性鼻炎、哮喘、荨麻疹）的症状，此外也还可用于缓解普通感冒的咳嗽、鼻涕、鼻塞和咳嗽等症状。婴幼儿被蚊虫叮咬后的虫咬性皮炎，有时候红肿瘙痒相对成人会更显著一些，也可以用此类药物缓解症状。第一代抗组胺药有较明显的嗜睡作用，不建议常备。第二代抗组胺药嗜睡作用轻，为非处方药，常用的有西替利嗪和氯雷他定，全年龄段都可以使用，可择其一放入家庭药箱。不过后者要利用一种重要的酶在肝脏进行代谢，如果同时需要口服其他药物，建议咨询医生是否要调整剂量。

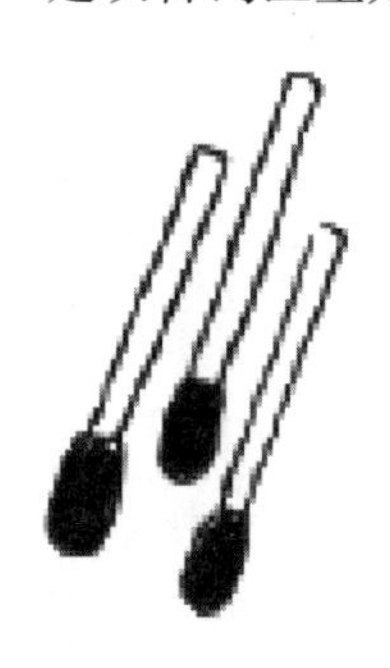

消化科用药

主要是针对急性胃肠炎的一些药物。此类疾病主要是预防脱水，可以备一盒口服补液盐以防万一。而诸如益生菌、蒙脱石之类的药物，大部分药房都有售。

另外可以备一支开塞露，经常便秘的孩子，如果出现急性下腹胀痛，可以先用一次，说不定可以免去一次急诊奔波之苦。

外用药

可以放一些分别针对细菌、真菌和湿疹的药膏。百多邦可用于小范围的浅表皮肤感染、同时含激素和抗真菌药物的药膏可以用于缓解湿疹以及尿布性皮炎的症状。如果家中没有特应性皮炎患者，那么药箱中放一支百多邦就可以了。

为什么上述药物中没有常见的感冒药、咳嗽药？

感冒药通常是复方制剂，举个例子，常用的泰诺感冒糖浆，通用名叫做酚麻美敏混悬液，其实含有的成分为退热的对乙酰氨基酚、止咳的右美沙芬、缓解鼻塞的伪麻黄碱以及抗阻药马来酸氯苯那敏。如果家长不注意成分，在感冒发热时同时用退热药、抗组胺药，或者又喝了咳嗽药水，有造成药物过量的风险。所以即使感冒，缓解症状分别按需应用抗组胺药和解热镇痛药就可以了。至于咳嗽，含中枢性镇咳成分的右美沙芬、福尔可定还是建议咨询医生后再使用。轻微咳嗽，家中使用点蜂蜜、薄荷糖或者湿化空气都可以帮助缓解症状。所以成分复杂的咳嗽药、感冒药不建议常备。

注意事项

大人、小孩用药分开。同样的药、同样的名字，但剂量可以不一样。混在一起容易吃错药。

注意保质期，尤其把外包装扔了的时候，一定注明药物有效期。

注意将药物放在孩子拿不到的地方。现在有些儿童药物剂型和口味都不错，常有误服或者当饮料喝了的熊孩子被家长领来就诊。

文/儿科　肖园

诺如病毒怎么防？

近来因诺如病毒引发急性胃肠炎而前来就诊的孩子为数不少。那么，什么是诺如病毒？家长该如何保护自家娃？感染诺如病毒与其他类型急性肠胃炎有何区别？感染后有哪些表现？

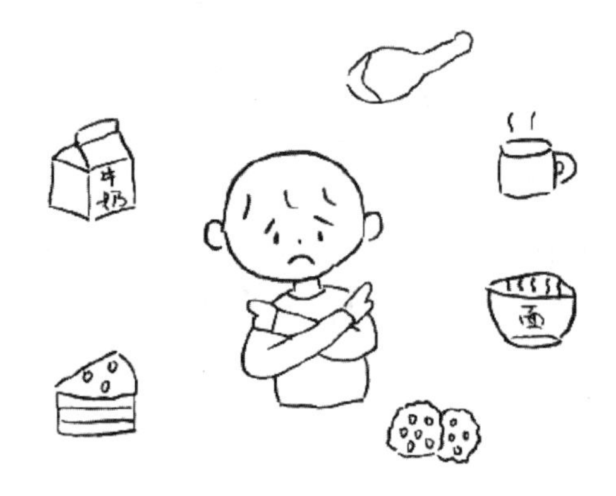

诺如病毒及其特点

诺如病毒，是引起儿童和成人感染性腹泻的常见病原体，主要靠粪口传播。病毒常暴发于冬季早春的冷季，比如“倒春寒”时节就迎合了病毒在冷季活跃的特性，要注意特别防范。

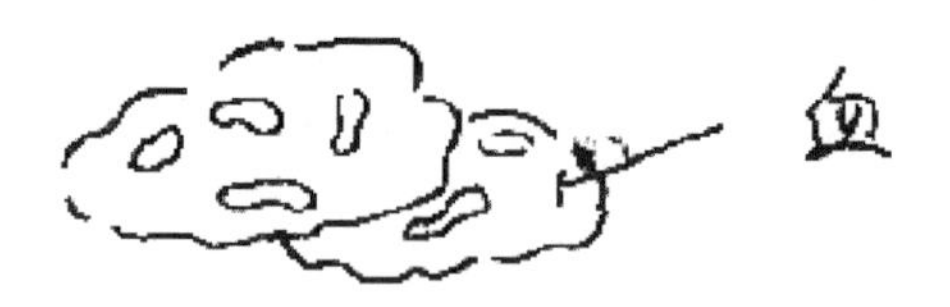

大便发粘或带血

在冬春季节，造成急性胃肠炎的元凶绝大部分都是肠道病毒。轮状病毒一直造成是幼儿急性胃肠炎的首恶，不过由于已经有疫苗可以接种预防，危害程度逐渐降低。

而“新晋”的诺如病毒则大小通吃，发病急、传播速度快，常常造成聚集性流行，危害严重。虽然病原不一样，但症状几乎都以呕吐、腹泻、发热、腹痛为主。诺如病毒造成的呕吐症状比轮状病毒更普遍一些，不过它来得快去得快，病程更短一些。

感染诺如病毒怎么办?

尽管元凶是病毒，但这些症状都是自限性的，并不需要进行相应的抗病毒治疗。由于腹泻、呕吐以及饮食减少，急性胃肠炎造成的危害主要是脱水和电解质紊乱。因此轻症的孩子通常居家治疗就可以。主要的措施包括：

(1) 不限制饮水，利用第三代口服补液盐防止和治疗脱水，这是最重要的。

(2) 补充锌剂。

(3) 可以选择吸附剂(蒙脱石散)和益生菌(布拉氏酵母菌、乳酸杆菌等)辅助止泻。

(4) 不用抑制肠道蠕动的止泻药(如易蒙停)、不用抗生素。

需要送医就诊的症状表现

(1) 婴儿，数小时不吃不喝。

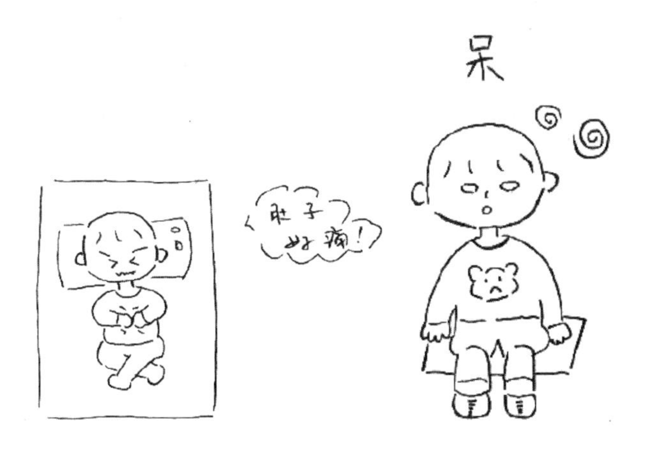

(2) 剧烈腹痛。

(3) 大便出现较多黏液或者大便中有血。

(4) 孩子表情淡漠，对人不理不睬。

(5) 出现明显脱水的表现：例如体重丢失超过5%，口唇、皮肤明显干燥伴有口渴；哭时无泪；眼窝凹陷；婴儿4～6小时，幼儿6～8小时没有解尿。

感染期间吃什么

家长还非常关心饮食方面需要注意些什么。总的来说，只要不伴有剧烈呕吐，可以继续根据孩子的胃口正常饮食，母乳喂养的婴儿也不必断奶。

精肉、淀粉类主食（米饭、白馒头、面条、面包），酸奶和牛奶，水果、蔬菜等都是可以食用的。

主要回避这些饮食：高脂肪食物、高糖饮料和果汁、碳酸饮料。此外市场上各种运动饮料和功能饮料并不适合急性胃肠炎的口服补液，孩子不能喝。

预防才是关键

对于婴幼儿而言，在流行季节前去接种轮状病毒疫苗，可以有效防止轮状病毒所造成的急性胃肠炎。然而对于诺如病毒而言，由于该病毒变异极大，尚无有效疫苗可以使用。

预防急性胃肠炎的发生，主要是个人卫生要做好。饭前便后洗手，注意饮用水卫生、不喝生水，不吃变质食物，生吃瓜果蔬菜要洗净，这些良好习惯一直是预防肠道传染病的重要原则。

此外，不和感染者密切接触，家中病患需要分餐，生病的家长更不能亲吻孩子，不要将呕吐、腹泻的孩子送往学校也是防止疾病传播的有效措施。

文/儿科　肖　园

堆雪人、打雪仗，最实用的儿童防冻指南

每当落下纷纷扬扬的一场大雪，都会乐疯了一众大小朋友，他们纷纷外出享受这难得的冰天雪地。

相对于成人，小朋友们由于个子小、体表面积相对大以及棕色脂肪含量少，他们对寒冷的抵御能力更差，更易遭受冻伤和低体温的损伤。那么在冰天雪地的户外，如何才能玩得尽兴又安全呢？

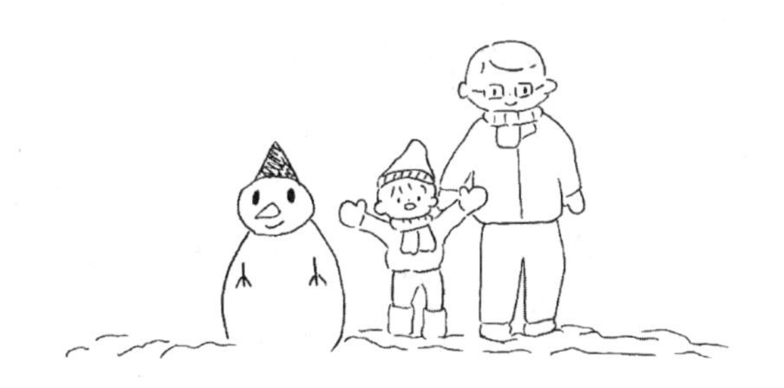

户外冰雪运动，预防寒冷损伤

关注天气预报

重点关注气温和风力。极寒天气（通常零下 25 摄氏度以下）尽量减少外出。如果有户外活动，尽可能减少皮肤裸露在外的机会。因为在这种温度下，暴露的皮肤在数分钟后就会被冻伤。而大风天会加速人体热量流失，使冻伤的发生更为迅速。

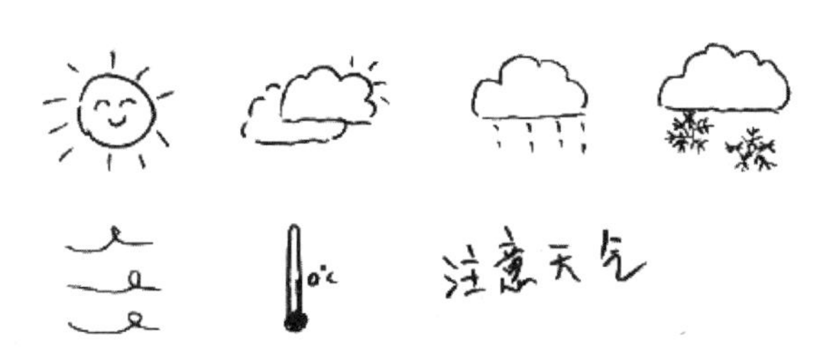

穿着

在进行户外活动时怎样穿才暖和？原则是：多层、透气、防水。相对成人，年幼的孩子在同样的条件下，应多加一层衣物。

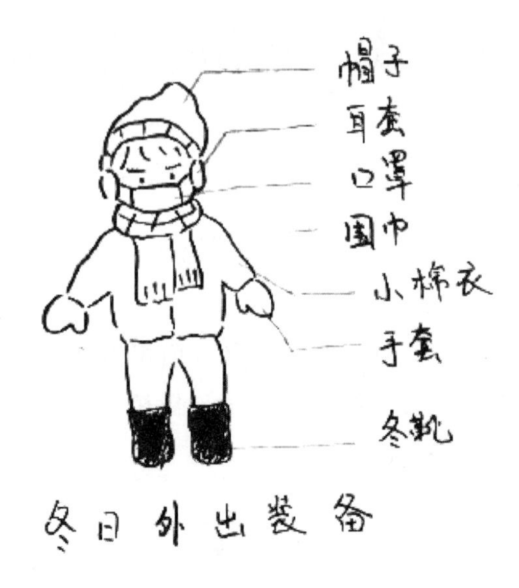

（1）在羽绒大衣、毛衣之下多加一层透气的全棉秋衣秋裤，能更好地起到保温作用。

（2）一旦衣服潮湿，防寒保暖性能就明显减弱，这时需要尽快更换，以免加速热量丢失。所以雪地运动时，外套最好是防水的滑雪服或冲锋衣。

（3）另外，用手套（并指手套要比分指手套更保暖）、帽子、围巾、靴子保护好耳鼻和手足，这些地方是最容易被冻伤的。

（4）靴子可以选偏大一些，确保穿两层棉袜也能很舒适地行走，鞋袜过紧会导致末梢循环不好，更容易发生冻伤。

（5）对于有支气管哮喘等慢性呼吸道疾病的孩子，户外尽量戴口罩，这样可对呼入的空气进行加温加湿，从而避免寒冷、干燥的空气导致原有疾病的发作或加重。

（6）晴天进行雪地运动，阳光紫外线直射或经雪地反射均可造成损伤，因此裸露皮肤仍然需要防晒霜的保护。另外选择戴墨镜或者滑雪眼镜，防止眼睛被阳光灼伤。

休息

确保运动场地附近有温暖的室内场所可供休息。合理设定好孩子的户外运动时间，不要过长(30 分钟)，检查孩子内衣有无因运动出汗导致潮湿。定时进入室内休息、饮食并换下潮湿的衣物。

发生冻伤怎么办

手指、脚趾、耳朵和鼻子是最容易出现冻伤的部位。发生冻伤时，相应部位的皮肤开始会感到疼痛和烧灼感，并很快会变得感觉麻木，皮肤发白、变灰、起水疱。末梢部位反复受寒冷刺激，也可以使局部循环出现障碍而导致冻疮，出现瘙痒和疼痛。

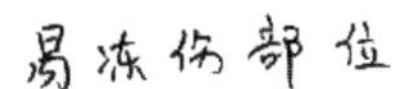

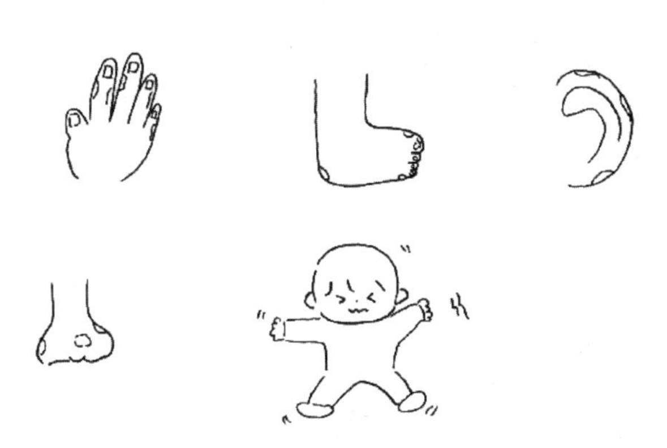

(1) 发生冻伤以后，可将孩子带入室内，慢慢使冻伤部位暖和起来。

(2) 由于冻伤部位皮肤感觉障碍，因此不要过分摩擦冻伤部位造成损伤，也不要挤压水疱。

(3) 复温时也不能将过热的物体直接接触皮肤，而应该将冻伤的部位用温水浸泡 20—30 分钟。水温可由低逐渐升高。

(4) 如果是耳鼻冻伤，可以使用温毛巾进行复温。

(5) 这时也可以给孩子换上温暖干燥的衣物以及喝点热饮，帮助增加舒适度和保持体温。

(6) 如果冻伤部位持续出现疼痛和感觉麻木，那么可能是需要进一步就医的信号。

注意

孩子在寒冷环境下如果保暖不当，时间过长会导致体温下降，这种低体温是一种极端的情况，也是非常危险的，会威胁到生命。

在发生体温降低之前，机体通常会通过寒战（也就是冷得发抖）来升温。如果发现孩子一直在打寒战，那么需要马上带其进入温暖室内，而避免出现低体温。如果发现孩子长时间在户外后出现言语含糊不清、动作缓慢笨拙，需要立刻进入室内，用热毛毯等裹住胸腹进行复温、进食热饮，同时联系医疗救助。

避免意外伤害，做好保暖措施

冰上活动速度快，方向和平衡不易控制，特别容易出现意外伤害。因此，不论孩子是第一次尝试，还是已成为个中高手，在进行活动时都需要有经验丰富的成年人进行看护和指导。戴好头盔、选择合适滑具和滑道、控制好速度、远离人群和树丛等障碍物都是防止意外伤害出现的不二法门。

文/儿科 肖园

4

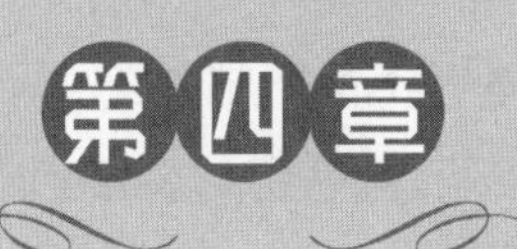

健康美丽养成记

更年期的那些日子熬一熬就能过去吗？

王女士今年46岁，最近一年，她时不时会感到烦躁不安，经常莫名其妙地着急上火，睡眠质量也不如以前了。另外，还有潮热、心脏不适的症状，查了心电图却也没啥异常。与年纪相仿的朋友聊起来，都说是更年期到了，“熬一熬”就过去了，但她还是决定到医院看看。

10月18日是世界更年期关爱日，今天医生来和大家聊一聊，绝经前后的那些事。

什么是更年期？

随着卵巢功能衰退，月经周期缩短、延长直至绝经一年，医学上称之为“围绝经期”。这个阶段，卵巢功能下降，雌激素分泌开始减少，因而会出现潮热、出汗、血压波动、心脏不适等症状，还时常伴有眩晕、失眠、容易激怒、注意力不集中甚至抑郁、焦虑等心理不适。绝经后，还可能出现泌尿生殖道萎缩症状，如老年性阴道炎、反复出现的尿路感染等等。

“围绝经期”，用药还是“熬一熬”？

女性到了“围绝经期”前后，症状、表现都各有不同，而且许多疾病的发生率均会增加，因此建议出现征兆的女性尽早找医生咨询，不要“熬着”。

医生会通过完善各种检查，比如妇科超声、宫颈防癌涂片检查、乳腺检查和颈部血管检查等等，判断个体是否使用激素治疗。有禁忌症的人，服用非激素药物改善更年期症状，无禁忌症患者通过评估可以决定是采用口服、皮贴或是局部用药等个体化药物治疗。

循证医学数据显示，女性出现潮热等症状，未来心血管疾病的风险会增加，因此建议如果有症状且无禁忌症的围绝经期女性尽早使用激素治疗。

雌激素只有在绝经早期开始补充，才能对心血管系统起到保护作用。

在50～59岁的妇女中，单用雌激素的妇女死亡风险低。激素治疗还可以降低结肠癌/直肠癌的发生，减少骨折发生，降低2型糖尿病发生的可能。

补充激素有风险吗？会得癌吗？会发胖吗？

激素治疗确实存在静脉血栓、增加乳腺疾病患病可能等风险，但这种风险是可控的。

建议女性朋友，在用药的第1年中，分别在用药后的第1、3、6、12个月到医院复查随访，来评估先前用药的方法是否有效改善更年期症状，剂量和剂型是否合适，在用药过程中有无新的禁忌症出现，能否继续用药，以及时调整治疗方案。

近期的临床指南指出，补充激素治疗的时间没有强制性的限制，60岁前开始该治疗的健康女性至少有5年时间可以安全用药，之后是否继续治疗，则应根据具体的治疗目标，及对现行治疗中个体获益和风险的客观评估，由充分知情的患者及医生共同决定。

绝经后，人体内的激素水平变化，与身体总脂肪和腹部脂肪增加相关，即使体形消瘦的女性也不例外。激素补充治疗不会导致发胖，恰恰相反，大量临床数据显示，激素治疗与体重增加无关，还能减少围绝经期腹部脂肪堆积，这有助于总脂肪量减少，还能改善胰岛素敏感性并降低2型糖尿病的发展速度。

“围绝经期”还要注意啥？

绝经后，有体重增加的风险。因此，体重管理对绝经后的女性比较重要，应更注重健康饮食以及合理运动。健康饮食的基本原则是低脂、低盐、多蔬菜、补充钙铁，另外也要尽量避免烟酒摄入。

目前我们国家女性平均寿命是83岁，平稳地度过围绝经期这个转折期，才可能更自信健康地开启人生下半场。

文/妇产科　**陈　晨**

一个晚上没摘掉隐形眼镜，危害就这么大？

小张戴了十几年的隐形眼镜，一直没什么异样。可是，自从有一次晚上睡觉时未摘下隐形眼镜，之后的几天眼睛就很怕光，电脑屏幕的光线会让她瞬间“热泪盈眶”。再过了两天，一戴隐形眼镜就觉得刺痛、流泪。

于是她来到眼科门诊寻求帮助。医生检查后表示，小张得了严重的角膜溃疡，角膜上皮有广泛的点状脱落，才导致了上述症状。

虽然经过几个星期的治疗后角膜溃疡和炎症痊愈，也未留下后遗症。但她使用隐形眼镜不规范，且在眼睛不适后没有及时就医，受罪的同时也耽误了不少工作。

一个晚上没摘掉隐形眼镜，危害就这么大？其实不用过度担心哦，隐形眼镜只要正确使用，还是非常安全的。

今天，眼科医生告诉您，选择、使用隐形眼镜的正确姿势。

如何确认自己能戴隐形眼镜？

在验配隐形眼镜之前，先到门诊找专业的眼科医师检查，确认眼睛表面没有明显的感染性疾病或者重度的干眼症，再去正规的眼镜店进行验配，这样比较安全。

隐形眼镜那么多，怎么选？

要从材质、基弧、度数等方面考虑。

1. 材质

隐形眼镜分两种：硬性的、软性的，后者比较普遍。软性隐形眼镜分水凝胶和硅水凝胶。

水凝胶：镜片柔软水润，佩戴舒适，但是透氧率较硅水凝胶偏低。

硅水凝胶：添加了硅的成分，镜片透氧性提高，但比水凝胶稍硬。蛋白质沉积少，镜片不易缺水，健康舒适。

2. 基弧

到医院或专业的眼镜店，准确测量角膜前表面的弯曲程度，确定配戴者适合的镜片参数。

简单来说，如果镜面基弧大于眼球的基弧，则镜片贴不住眼球，容易移位；反之，则会产生佩戴过紧、泪液分泌不畅的感觉。

一般情况下，镜片的基弧和眼球的基弧差值应控制在 0.2 mm 以内。

3. 度数

验光所得的框架镜度数与隐形眼镜度数不一样，专业验光后，根据框架镜的验光度数，根据此度数用专门的转换公式选择适应的隐形眼镜度数。

4. 佩戴的周期

隐形眼镜按照使用周期可分为：日抛、月抛、季抛、半年抛、年抛等。隐形眼镜直接与眼睛接触，会因泪液中的蛋白质沉着而渐渐不适宜继续佩带，所以应当定期更换，切忌延期使用。

隐形眼镜每天可以戴多长时间？

一般建议初戴者可以按照 4 小时、6 小时、8 小时时间递增，慢慢适应后可延长佩戴时间。但是连续佩戴时间最长不应该超过 12 小时。不然角膜组织缺氧，感染的风险就会大大增加。

何种情况下停止佩戴？

如果在佩戴过程中或者摘镜后，眼睛感到红、肿、痛、痒、视物模糊、或有异物感、甚至畏光流泪就应尽快就医，以免延误加重了病情。以下是隐形眼镜护理的小贴士。

1. 清洁

剪短指甲、洗净双手；

镜片正反面各揉搓 10 秒，正反面各冲洗 5 秒，消毒浸泡至少 4 小时；

镜盒需每天冲洗，每星期则要消毒镜盒一次，最长不可以超过 3 个月更换新的镜盒；

护理液在开瓶使用后，应及时将盖子盖紧，不要用手指触摸瓶口，若没有在规定的时间内及时用完，也不可再用，应更换新的护理液。

2. 佩戴

仔细检查镜片有无破损、污物及沉淀物，如有破损则不能佩戴，如有污迹和沉淀物则应清洁后再戴；

分辨镜片的正反面，使正面向上佩戴，切勿随意延长更换镜片时间；

应在化妆前佩戴隐形眼镜，卸妆前取下隐形眼镜，不要使化妆品黏附到镜片表面。

3. 注意

不要戴隐形眼镜睡觉、过夜，也别在游泳、温泉、spa时戴隐形眼镜；

戴隐形眼镜不得滴任何眼药水（除非是隐形眼镜专用的眼药水），否则药水的成分吸附在镜片上，不仅使镜片浑浊变硬，而且滞留在镜片的高浓度药液成分会损伤眼部组织。

文/眼科 孙悦 吴彦霖

“洗血”能排毒、养颜、抗衰老，真的这么神奇吗？

为了美丽，大家能有多拼？慈禧太后的“鸟屎面膜”，埃及艳后的“黄金面具”，还有现在的“蜗牛疗法”“为不长皱纹 40 年不笑”法等等，只有你想不到，没有大家做不到。

最近，有一些美容机构，将“净血美容”安排进了“养生、美容、排毒”的套餐之中。所谓“净血美容”，是指抽取自身一定量的血液，注入一定的臭氧（据说可以净化血液），再输回到体内。

有的体验者说，她看着血液从暗红色变成了鲜红色，身体感觉到轻松，血液流动速度也变快了，不怕冷、不乏力了。

据说，这种方法能预防甚至治疗糖尿病、“三高”和癌症，还能清除血液中的过敏原、重金属等等，提高细胞活性，使气血畅通，提升肌肤光泽度和白皙度。

“洗血”真有这么神奇吗？

瑞金医院肾脏科主任、血液净化中心负责人陈晓农通过 5 个问题，和大家聊一聊这个新晋美容手段，究竟有没有这么神奇。

1. “净血美容”有何风险?

第一，扎针可能会导致出血血肿、皮肤的损伤；

第二，在临床中，有创治疗都有感染的风险，若是不以治疗为目的，则没有必要；

第三，血液净化属于非常严谨的医学治疗手段，在没有获得国家相关资质的机构进行，有可能出现血源性的感染；

第四，一旦回输血液的过程中出现空气栓塞，会危及生命；

第五，在这一过程中使用抗凝物质过量或是不足，都会产生相应的危害。

2. 为何血液从暗红色变成了鲜红色？

这和血液当中的氧含量有关，因为采的血是静脉血，所以刚抽出来血液是暗红色的，当注入臭氧后，血液当中氧含量上升，自然就变成了鲜红色。

3. 被美容医院称为血液“杂质”的物质是什么？

从临床上来看，这个所谓的“杂质”是不正常的，要是管路当中出现了类似物质，可能是血凝块，一般是由于抗凝做得不充分造成的。

4. 臭氧有什么功效？

臭氧本身具有杀毒的功效，但是当空气有较高浓度的臭氧时，进入人体呼吸道后，会引起吸入性肺水肿；另外，临床治疗手段中也确实会用到臭氧，但是这种方法有局限性，并没有宣传的那么神奇。

临床上的血液净化有何作用？

血液净化是治疗尿毒症的一种手段，把患者的血液引出身体外并通过一种净化装置，除去其中某些致病物质，净化血液，达到治疗疾病的目的。另外，临床上血液净化清除出来的物质不是被称为“杂质”的血凝块，而是废液，医生会通过相关检测来验证是不是将血液中的致病物质、代谢产物清除出去了。

那么，血液净化的正规操作是什么样的？

以前，只有正规医疗机构才可以进行血液净化，如今，由于尿毒症发病率的增高，因而允许独立的血液净化中心来运营，其场所、人员都要经过国家相关的资质认可，通过合理的隔离和分区，做到环境的“无菌”是最基本的要求，这在一般的美容机构是做不到的，因此健康风险很高。

再次提醒爱美人士，没有健康打底的“美貌”最经不起考验，千万不要一时“尝鲜”心切，“血洗荷包”的同时，还给自己埋下健康的隐患！

文/宣传科　韩康妮

注射果汁美容养生差点丢了性命！医生揭开输液的“秘密”

最近，一条新闻引起了热议，说的是湖南一位热爱养生的阿姨，因为觉得新鲜水果营养丰富，于是将20多种水果混合榨汁之后，经过简单过滤，竟然自己进行了静脉注射。不料注射之后，立即感到皮肤瘙痒，体温上升，就医之后发现，全身严重感染，多脏器损伤，险些丧命。好在经过5天的抢救，终于脱离危险。

我们都知道静脉注射果汁肯定是不可行的，但是对于其中的缘由，却并不是非常清楚，到底为什么把果汁注射入静脉会有生命危险，关于静脉注射背后的知识，你到底又知道多少？

为什么果汁进入静脉会有那么严重的后果？

从通俗的角度来说，注射类的药物质量标准非常之高。它会比其他的一些药物，比如口服制剂或者一些舌下含化制剂等，要求都要高。比如说，注射类药物必须要求无菌，没有热源。而果汁中肯定是富含糖分，所以它不能达到无菌的地步，并且非常容易滋生细菌。

注射类的药物很关键的一点，要求不得有异物，从专业上的角度说，是澄明度的要求。每一个注射液在出厂之前，都会严格检查它的澄明度，也就是说注射液的溶液当中不能含有任何纤维和颗粒物。果汁富含大量的纤维和颗粒，显然也是达不到对于澄明度的要求的。

除此之外还有对于pH值的要求，也就是我们说的酸碱度，以及渗透压的要求，果汁根本无法达到这样的要求，所以，将果汁进行榨汁之后，进行静脉注射，会引起很严重的后续反应，比如感染、静脉炎、血栓等。

药物有哪些方式进入体内？

我们吃的、喝的都是进入到胃，通过胃肠道吸收。其实对于药物来说，除了通过胃肠道给药的剂型，比如汤剂、合剂、片剂、糖浆剂、散剂、颗粒剂这些都是通过胃肠道吸收，还有很大一部分，是不经过胃肠道吸收的剂型。比如注射剂型药，除了静脉基础的方式，其实还有肌肉注射，还有皮下注射。

还有一些是皮肤给药的，比如膏药剂、软膏剂等，这些是通过皮肤来进行吸收的。还有，我们用的一些气雾剂、一些滴鼻剂是直接用于呼吸道的给药剂型。这些都是不经过胃肠道吸收的。

新闻案例中，这位患者就是把营养的吸收和在医疗上的给药方式，完全混淆，她认为能够胃肠道吸收的营养成分，通过静脉给药的方式可能会吸收得更加好。殊不知，这是极其危险的！

请放下对"静脉注射"的执念

静脉输液起效很快，因为它是随着血液循环迅速地把药物达到全身，在抢救病人的时候，它发挥了很好的作用，争取了宝贵的时间。但是不要忘记，静脉输液是侵入性的操作，可能会增加病人发生感染的机会，而且如果发生了药物的不良反应，是无法及时清除已经进入到血管随着血液进行循环的这些药物的。所以，这是一个有利有弊的过程，要根据不同的情况去选择最妥当的给药方式。

临床上一般以下三种情况可以选择静脉输液。

第一种：患者吞咽困难，没办法吞药片，同时也没办法做肌肉注射。这个时候可能要先考虑静脉输液。

第二种：患者有严重的吸收障碍，比如说他出现了反复的呕吐，严重的腹泻，没法吃药，需要大量的补充营养和体液，这种患者很虚弱的情况下，医生往往给予静脉输液。

第三种：这也是最常用一种，患者的病情非常危重，而且进展非常迅速，药物在体内必须要达到高的浓度，才能够发挥药效，这个时候，医生才会考虑给静脉输液的方式。而不是疾病一来，比如说感冒、发烧，就一定要选择静脉输液，这是不对的。

我们的原则是：能口服不肌注，能肌注就尽量不补液。事实上补液的风险堪比一次小手术!

医生提醒您:放下对静脉注射的执念,更不能“想当然”地进行自我诊断和治疗。用药必须谨慎,必须在医生的指导下进行。

文/药剂科　**石浩强**

那批脱发的90后如今又失眠了

3月21日是世界睡眠日，据《南方日报》报道，高达38%的中国城市居民存在不同程度的失眠，失眠重度患者超六成为“90后”，集中在北上广等城市。

感觉“身体被掏空”？到了夜晚却难以入睡？你有这些问题吗？快来自检！

什么是失眠？

失眠是最常见的睡眠障碍。其中维持睡眠困难最常见（61%），早醒（52%）和入睡困难（38%）。几乎一半的失眠患者同时伴有两种及以上的上述症状，而且这些症状之间还常常会相互转变。

失眠在女性中多见，并且更易出现在工作时间不规律的人群和糖尿病患者中。大约50%的失眠患者同时伴有精神心理疾病，最常见的如焦虑和抑郁。许多躯体疾病也与失眠有关，特别是那些会造成呼吸不畅、疼痛、夜尿、胃肠道不适或活动不便的疾病。

根据美国睡眠协会的最新分类，将失眠障碍分为了慢性（≥3个月）和短期（在1年内有2次或更多的发作）。

1. 短期失眠

通常出现在发生应激事件或睡眠规律被打破时，往往可以找到相关的诱发因素，比如旅游、加班、疾病或情绪波动。而一旦这些诱发因素被消除，睡眠通常会回归正常。

2. 慢性失眠

对于慢性失眠，正确治疗合并的躯体疾病、心理和睡眠障碍非常重要。

有什么应对良策?

失眠的治疗主要包括了两种方式：认知行为治疗和药物治疗。失眠治疗方式的选择需要根据患者特定的失眠症状、严重程度和病程、合并症、患者是否愿意接受行为学治疗以及患者对药物副作用的反应来决定。

1. 认知行为治疗(CBT)

这是治疗失眠的推荐一线治疗方案。CBT 旨在解决睡眠中不良的行为习惯，纠正错误的观点，如睡眠约束、刺激控制、认知治疗、放松治疗和睡眠卫生等。但是 CBT 在临床实践上，却很难达到其最佳的治疗效果，这其中可能的原因有生活习惯的大幅改变、不是立即就能见效以及患者对于 CBT 治疗效果的怀疑。

然而，行为和态度的改变对睡眠质量的提高仍然非常重要，因为如果单纯依赖药物治疗失眠，一旦停药，患者就很容易再次出现失眠的情况。

2. 药物治疗

目前，常用于治疗失眠的药物包括了苯二氮卓类受体激动剂（安定家族）、非苯二氮卓类（唑吡坦、佐匹克隆、扎来普隆等）、镇静性抗抑郁药（阿米替林、曲唑酮、米氮平）、抗组胺药物（多塞平）、抗精神病药物（奥氮平、喹硫平）和褪黑素受体激动剂等。

药物的使用需要尽量维持在最低有效剂量，并使治疗时间尽可能缩短。药物治疗和 CBT 相结合，优化治疗效果。目前，药物治疗可能存在着两个极端，即药物滥用和对药物治疗的过度惧怕。所以，失眠的药物治疗务必在专业医生的指导下进行！

特别提醒：

有些失眠的患者会饮酒来改善症状，但是血液中的酒精含量会出现下降，造成夜间易醒。此外，长期饮酒引起的慢性失眠，即使戒酒后，有时也不能完全缓解。

对于睡眠呼吸暂停综合征伴发的失眠，饮酒可能会加重病情，引起猝死，是非常危险的。所以饮酒并不是一个改善失眠的好方法！

文/神经内科　**陈　捷　马建芳**

皮肤科医生教你如何告别“草莓鼻”变回小仙女！

春暖花开，又到了吃草莓的季节。鲜红的草莓酸甜可口，让人垂涎欲滴，可是一提起草莓鼻，就不那么讨人喜欢了。试想，白净的脸蛋中央长了一个鲜红的鼻子，细看鼻尖上或许还有一个个小坑，颜值可是要大打折扣哦！这惹人讨厌的草莓鼻究竟是怎么回事呢？

什么是草莓鼻？

草莓鼻俗名“酒渣鼻”，医学上还有个学名叫“玫瑰痤疮”。这里要提醒大家三件事：

（1）“玫瑰痤疮”和痤疮不是一回事，痤疮的俗名叫“青春痘”，两者是不一样的。

（2）叫酒渣鼻并不代表皮疹只限于鼻子。

（3）名字里带玫瑰不见得就漂亮，“玫瑰痤疮”里的“玫瑰”二字形容皮疹的颜色像红玫瑰。

草莓鼻的类型

玫瑰痤疮和痤疮不同，它偏好中年以上的人群，喝不喝酒都可以发生，是个容易复发的慢性病。女性比男性更容易患病，但皮疹严重者通常都是男性。常见的有四种类型：

（1）红斑毛细血管扩张型。这种类型最常见，面部常有刺痒、灼热、干燥的感觉，有时甚至还会脱屑。碰不碰就脸红，别人以为是害羞，自己常觉得是过敏。久而久之，脸红越来越不容易消退，脸颊或鼻尖还会出现细细的红血丝。

（2）丘疹脓疱型。这种类型最容易和痤疮混淆，在面部红斑的基础上还长了一颗颗红色的“痘痘”，甚至是脓疱。如果碰到一个 50 岁左右的大叔或大妈还时不时地在脸上发“痘痘”，那就该警惕，很可能就是玫瑰痤疮了。

(3) 鼻赘型。这种类型就是大多数人印象中的“草莓鼻”或“酒渣鼻”，鼻子又大又红，很有肉感，上面还有一个个小凹洞，活脱脱就像顶着一颗成熟的大草莓。这种类型往往发生在中年以上的男性。

(4) 眼型。这种类型顾名思义，除了有皮肤上的症状外，还有眼部不适，比如眼部刺痒、干涩、眼部充血等等。不少病人有时会去眼科就诊，如果皮肤症状轻微，眼科医生也常常会漏诊或误诊。

草莓鼻的发生原因

目前，它的发病机制尚未完全明了，但医学界普遍认为，玫瑰痤疮是在内源和外源性因素共同参与的情况下发病的。内源性因素包括：遗传背景、皮肤屏障破坏、神经血管功能失调、机体免疫失衡等。外源性因素包括：环境温度的升高、紫外线照射、酒精或辛辣饮食、皮肤表面的蠕形螨等。通俗点说，就是易感素质的人群在某些外部因素的作用下（比如热环境、日晒、饮酒等）诱发的一种面部皮肤病。

预防与治疗草莓鼻

(1) 做好皮肤的防晒和保湿，不要频繁尝试新的护肤品或化妆品，以免皮肤过敏，也不要盲目地给皮肤去角质，这些都会破坏正常的皮肤屏障。

(2) 避免饮酒和辛辣饮食。

(3) 避免热环境的影响。比如热空调、热蒸汽、热饮料，甚至会让你出汗的体育运动。

万一不幸得了玫瑰痤疮，也不必太着急。医生还是有办法帮你减轻症状，挣回颜值的。比如口服米诺环素或多西环素来抑制皮肤的炎症，外用甲硝唑杀菌，通过激光手段来消灭红斑或红血丝，对于碍眼的“大草莓”也可以通过整形外科手术来加以改善。

总之，要想避免发病的困扰，积极预防和正规治疗必不可少。皮肤病一定要到正规医院治疗，遵医嘱、按时用药，否则很可能前功尽弃、反复发作。

文/皮肤科　**徐　涵**

减肥药物也得“斤斤计较”

浙江东阳的王女士是一位爱美人士，奈何身材有点微胖，眼看着朋友圈的好友各种“秀身材”，十分羡慕。于是冲动之下轻信了“万能”的朋友圈，在好姐妹的推荐下，服用瘦身药物以致肝功能严重受损，医生说，要是再迟点来就医，恐怕会导致肝衰竭。

这样的例子在如今的社会上并不罕见。一方面生活水平提高，高热量的食物摄入越来越多，而锻炼却越来越少。另一方面，人们以瘦为美，以“骨感”为时尚。这便形成了矛盾，减肥就成为了一个经久不衰的话题。诚然，饮食结构的改善，生活习惯的改变固然可以减轻体重，达到瘦身的目的，但是见效慢，往往难以坚持，减肥药就成为人们的一个必然选择。

目前普遍被使用的减肥药一般有三类，一类是将带有保健功能的物质作为药品使用，如各类减肥茶或减肥中药；二是带有降低体重副作用的药品，如二甲双胍等；第三类才是国家批准的，真正用于降低体重指数的药品，如奥利司他。

第一类减肥茶或减肥中药，制造工艺和质量标准与药品不同，可靠性存疑，一般都是以通肠、通便的手段来减少身体对食物中营养成分的吸收。尽管是保健品或食品的标准，但长期服用这类减肥茶或减肥中药仍然会对身体造成一定的伤害，比如胃肠道功能紊乱、厌食等。

第二类减肥药，其实临床上并不是单纯用来降低体重的，只是由于药物作用机制的多样性，会对人体代谢产生一定的影响而引起体重减轻的副作用，比如降血糖药物二甲双胍。事实上，二甲双胍是处方药，需要由医生通过患者的实际情况来判断是否需要用药及剂量，不适合患者自行给药。举个例子来说做增强 CT 之前 3 天就应该停服二甲双胍，否则会导致药物蓄积产生毒性，这并非每个减肥者都知晓。

第三类才是真正意义上的减肥药，是由国家相关部门批准专门用来治疗肥胖症的药品，奥利司他就是其中的代表性药物，它是非处方药（OTC 药品），更便于患者自行购买使用。主要通过减少人体对脂肪的吸收发挥作用，常规的服用方法是餐时或餐后 1 小时口服 1 粒，如果一餐中没有摄入任何脂肪则可以免服一次，当然该点在控制上较难认定。需要注意的是奥利司他有轻度通便作用，偶见胃肠道不适。另外服用奥利司他在脂肪吸收减少的同时，也会降低了人体对脂溶性维生素的吸收，因而需要额外补充维生素 A、D、E 等。

尽管是非处方药，奥利司他也不是百分百安全，作为一种药品，仍需合理使用。首先，此药不适合体质指数低于 24 kg/m^2 的人群，体质指数近似值的计算方法是体重除以身高的平方（体重以公斤为单位，身高以米为单位），因而“瘦上加瘦”“骨感美人”不可取。其次，降低体重须结合特定的饮食方式，食物中的脂肪含量要低，还要结合适当的运动，才能达到比较好的效果，否则“收入”过多，吸收再少减肥效果也不会好。另外，假如用药后短期内疗效不佳，不可随意增加用药量，大剂量用药会增加不良反应发生的几率。最后，“是药三分毒”，奥利司他也不能避免，其对肝功能会有一些影响，需要特别警惕，诸如食欲减退、黄疸、尿色变深等，假如出现以上情况应立即停药并就医，检查肝功能。

肥胖不仅仅是一个生理现象，更涉及患者遗传因素、心理因素、生活习惯等诸多问题。所以减肥不能单纯地寄希望于某一种药品或手段来盲目治疗，短时间内的体重急剧下降绝对会影响身体的健康，应该充分全面地评估自己的身体情况并结合适宜的运动来合理减肥，这才是健康的可持续的生活方式。请牢记，健康与减肥的和谐并存才是正道。

文/药剂科　**石浩强**

你还在做仰卧起坐练马甲线吗?

我国台湾地区一名25岁的年轻男子,在做了几个仰卧起坐后,觉得颈部以下全身无力。送到医院时,意识清楚,但四肢瘫痪、大小便失禁。经过医生检查后发现,男子以手抱头的方式仰卧起坐,导致颈椎内血管受不了连续施力而爆裂,血块压迫神经,因而颈部以下全身瘫痪。经过及时手术抢救,男子恢复了健康。专家表示,仰卧起坐会对腰椎和颈椎造成极大的负荷,长期进行这项锻炼可能会给身体造成不必要的损伤。对于业余健身爱好者来说,这种"传统"的锻炼方式,或许已经到了被淘汰的时候了。

国外已淘汰仰卧起坐

常见的仰卧起坐方法是将身体处于仰卧状态,膝关节屈曲成90度左右,双脚平放于地面,借助外力将双脚固定,双手交叉放于后脑,然后快速坐起。这种传统的仰卧起坐不仅达不到很好的训练腹肌的目的,反而会对人体造成一系列的伤害。

英国健身专家瓦伦·威廉姆斯也曾在BBC发表专栏文章,"痛陈"仰卧起坐的危害。他表示,脊椎弯折的程度越大,对于椎间盘的压力就越大,对于本来就腰部有病痛的人来说,仰卧起坐更是危险。不仅如此,仰卧起坐伤的不光是腰,还有颈椎。当人们做得比较劳累的时候,往往会把双手放在头后将头往上"拉",对颈椎施加巨大的压力。同时,这也会导致腹部和颈部的肌肉力量不平衡。

仰卧起坐弊大于利

仰卧起坐运动受争议的部分主要集中在第二阶段,如果腹肌较弱而无力,屈髋的肌肉会将骨盆向前倾拉,腰椎负荷非常大,而反复且快速的仰卧起坐，其实就是在重复不断弯腰和挺腰的动作，腰椎就会处于不断的屈曲和伸展，使腰椎间盘的压力过大，增加腰椎间盘突出的风险。而腹肌力量不足，常常会借助上肢发力向前推后脑，使颈椎过度前屈，从而带动脊柱屈曲，这样不仅容易造成颈椎肌肉的拉伤，甚至会由于颈部椎动脉供血不足出现头晕症状。

用外力将双脚固定，这样动作的发力点是在脚上，而不是腹肌，这样不仅达不到训练腹肌的目的，反而会增加屈髋肌和臀肌的过度收缩，造成屈髋肌和臀肌的损伤，所以仰卧起坐不能将脚固定来做。有些人做仰卧起坐会通过侧向一侧起身，容易造成两侧肌力不对称，最终导致脊柱侧弯。

用什么锻炼方法代替

仰卧起坐的危险性逐渐得到重视，如果不做仰卧起坐，又有哪些方式可以更好更安全地锻炼核心肌群？健身专家们给出了备选建议：平板支撑——将身体向下平置于瑜伽垫上，使身体形成一条直线，挺直腰背，感受到背部及腹部肌肉有拉伸的感觉。双手肘支持，保持身体在一条直线上，手肘与双肩同宽。坚持直到感到力竭为止。

仰卧起坐的运动模式分析

第一阶段：卷腹。使得脊柱达到最大屈曲，骨盆向后倾斜。

相关肌肉：腹直肌、腹横肌、腹内斜肌、腹外斜肌。

第二阶段：坐起。屈髋肌起主导作用使得骨盆前屈，腹肌仅起到稳定作用。

相关肌肉：髂腰肌、股直肌、阔筋膜张肌、缝匠肌。

如果您想强化腹肌，只要做到第一阶段即卷腹动作即可；如果您想提高腹肌稳定性及屈髋肌的力量，那么前提是您有足够的腹肌力量，而且运动过程中需要缓慢以充分利用核心肌稳定骨盆和脊柱。

文/康复科　**谢　青**

测测你的卵巢年龄

卵巢是产生卵子和分泌女性激素的重要器官，一旦卵巢出问题，内分泌系统失去平衡，那么将会“牵一发而动全身”。一般来说女性从35岁开始卵巢功能逐渐下降，造娃的成功率会下降，流产率提高。因此，要生“二孩”的朋友们，评估你的卵巢“年龄”很重要！

何为卵巢年龄？

卵巢年龄，用更专业的术语叫作卵巢的储备功能。卵巢的功能单位是卵泡，首先，卵泡中有卵子和各种辅助的成分，正常的育龄期女性，每个月经周期会有一个卵泡发育成熟并排卵，这是女性受孕的基本前提之一；其次，卵泡能分泌雌激素、孕激素等，维系女性内分泌平衡。女性在出生时，卵巢内约有一百多万个始基卵泡，至青春期时减至30余万个，而之后的一生中不会“补货”；女性性成熟后，每个月经周期都会消耗掉一批卵泡，即储备越来越少，当可用的卵泡被耗尽时，女性就进入了绝经期。所以简单来说，卵巢中储备的可用卵泡的数量决定了卵巢的年龄。

如何评估卵巢年龄？

卵巢的年龄大概可以用以下三个方面评估：

生理年龄：即实际的年龄。25岁以后，随着年龄的增长，卵巢也逐渐衰老；过了35岁，衰老的速度会明显增快。当然，有些人卵巢“老”的快一些而有些人慢一些，但对大多数人来说，卵巢的衰老与年龄的增长成正比，生理年龄在很大程度上决定了卵巢的年龄。

相关激素水平：某些激素可以在一定程度上反应卵巢的“年龄”。最常用的是基础性激素，包括促卵泡生成素（FSH）、促黄体生成素（LH）、雌激素

(E)，其中 FSH 的升高最能反应卵巢储备功能的下降，如果 FSH 高于 40，就表明卵巢“退休”了，即进入了绝经期。需要注意的是，基础性激素需要在月经第 2—4 天检查(抽血)。此外，抗苗勒管激素(AMH)近年来被证明和卵巢的储备功能有密切的相关性，AMH 能比 FSH 更准确地反映“卵巢年龄”，而且 AMH 在任何时间都可以检查。

窦卵泡计数：即在妇科超声下数一数两侧卵巢中的窦卵泡数量。每个周期，卵巢“仓库”里的始基卵泡中会有一批被募集，发育成窦卵泡，其中只有一个能最终发育成熟排卵。而窦卵泡的数量就在一定程度上反映了卵巢的储备。

卵巢“衰老”了怎么办?

卵巢的“衰老”是个不可逆的自然过程，对大多数人来说，这并不成为问题。即使在卵巢“退休”后，如果不适应围绝经期症状，如潮热、脾气改变、反复尿路感染等，也可以通过补充雌、孕激素得到改善。激素替代治疗在国外已经广泛应用，国人完全不需要谈“激素”色变，可根据自己的情况和需求接受治疗，提高生活质量。有少部分人因各种原因卵巢“衰老”得比较快，在 40 岁以前就进入了绝经期，我们称之为卵巢早衰。这部分人更推荐在医生的指导下补充雌、孕激素。

而有部分人，因各种原因没能在最佳的生育年龄怀孕生子，而是在年龄相对大了以后才有了生育的社会条件和意愿，这样的女性就需要格外关注自己的卵巢年龄了。卵巢储备功能的下降不仅直接影响到受孕的能力，也会影响胚胎的质量，表现为流产风险增加及子代畸形率的增加。因此，如果大龄女性有生育需求，可以至正规的生殖医学中心，做前文提到的相应的检查评估卵巢“年龄”，如果发现卵巢储备功能已经开始下降，就应该积极地通过监测排卵、人工授精甚至试管婴儿等辅助生育手段尽快受孕。

所以，各位朋友，爱美的同时，请不要忘记关注你的卵巢年龄。

文/生殖医学中心　金白灵

听说健身会让痘痘更凶猛?!
皮肤科医生这样说

夏天就要来啦，不少朋友要去健身房撸铁，除了减重、塑形之外，健身还有降压、降脂、降糖的益处。但有人在健身后会出现痤疮（痘痘），或是原有痤疮加重的情况，皮肤科医生来和您聊聊这是怎么回事。

运动导致痤疮有科学依据吗?

运动本身与痤疮没有必然联系，但运动过程中的某些因素可能引起痤疮或使之加重。

（1）机械摩擦：一些运动如器械健身、拳击等，会有长时间的皮肤之间的摩擦或皮肤与器械、衣物的剧烈摩擦，这些可能会诱发痤疮或导致原有痤疮的加重。

（2）健身药物：为追求更好的塑形效果，有些健身人士会口服某些健身辅助药物。这些药物中不乏雄激素，导致痤疮的产生或加重，还可能引起聚合性痤疮及暴发性痤疮（还可能诱发其他身心疾病如：焦虑、抑郁、睡眠障碍、头痛、心血管疾病等）。

（3）另外，还有观点认为运动后雄激素水平上升，维生素缺乏可能加重痤疮；以及运动后汗液堵塞毛囊，但这两种说法都未被证实。

做到以下几点，避免运动诱发痤疮

拒绝任何健身辅助药物；

运动前卸妆，穿上干净宽松的衣服；

如果是在户外活动的话，请涂抹防晒霜；

及时用干净的毛巾轻轻地擦汗（不要过度揉搓）；

运动后及时冲个澡，冲澡后注意保湿。

正在治疗痤疮？锻炼时记住这几点

如果正在外用维生素 A 衍生物（维 A 软膏、阿达帕林）或者口服米诺环素或多西环素，请不要户外运动，减少日晒时间。

正在口服异维 A 酸（泰尔斯）药物的患者，可能会有 15%的人在口服泰尔斯后出现肌肉疼痛、肌酶升高，所以请不要剧烈运动，也不要户外运动，锻炼可选择慢走。

文/皮肤科　阮叶平

皮肤科医生教你如何正确敷面膜

爱美的女生为了变美孜孜不倦，据说，洗头、化妆、敷面膜都是变美必修课。更有报道称，一些女明星每年敷 700 张面膜不止，惹得大家直呼自己太“糙”了！很多小姐姐也纷纷效仿，一天至少敷一片面膜。

今天，皮肤科医生就为大家解答：“面膜大法”究竟能不能一劳永逸解决所有“面子”问题？

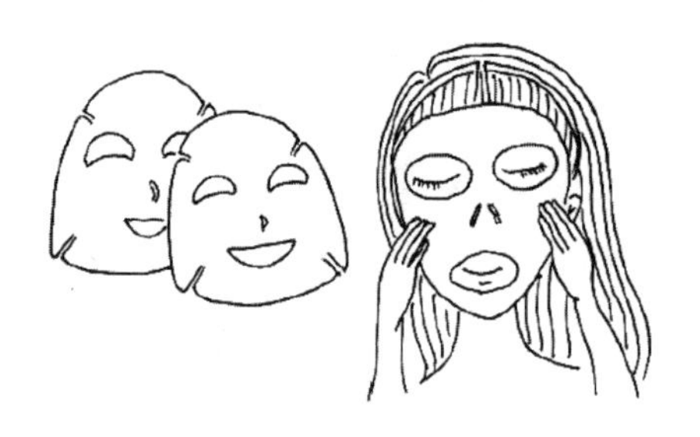

究竟是面膜达人还是“面部敏感”？

作为皮肤科医生，经常会接诊到“面部敏感性皮肤”的患者，她们把喷雾和面膜当做护肤法宝，不料面部皮肤反而变得更干、痒，甚至出现红色丘疹。为啥会这样？

皮肤的角质层具有半透膜性质，可以防止体内的营养物质、电解质的丢失，皮肤表面的皮脂膜也可以大大减少水分的丢失。皮肤的吸收能力和角质层的厚薄、完整性及通透性有关。而敷面膜太多，易造成角质层过度水合，导致皮肤屏障功能减弱。

不同的肤质，不同功能的面膜，其使用频率还是不一样的。敷面膜是在我们日常做好保湿防晒的基础上的一种"加法"，可以让我们的皮肤在短期内吸收更多的营养，更健康美丽！

如何挑选面膜？

近期，监管部门抽检发现部分面膜违规添加糖皮质激素、荧光剂等成分，所以选择安全、有效的面膜是首要的。现在，市面上面膜种类繁多，建议大家选择大品牌，有质控和口碑的化妆品公司的产品。或者，根据皮肤情况，使用医学护肤品，即械字号的面膜，这样相对安全可靠。相反，没有标示成分的面膜产品，或者片面夸大其功效如快速美白、强效嫩肤之类的面膜需慎用。

多久敷一次面膜？

敷面膜的频率，因面膜的种类功效而异。通常，保湿面膜一周使用 2—3 次；美白和除皱的面膜对肌肤有一定的护理效果，因此建议一周 1—2 次；由于表皮更替时间为 28 天，因此深层清洁面膜的话，一个月 1 次就足够了。

面膜一次敷多长时间？

面膜并不是敷得越久越好，因为肌肤吸收营养后达到饱和的状态，就不会再吸收了。所以敷面膜时间控制在大约 15 到 20 分钟，敷好面膜后，建议用清水将脸洗干净，然后再涂保湿乳液或者霜剂。

敷面膜的正确方式

敷面膜前要清洁好皮肤。完全卸妆清洁后，选择睡觉前、起床后或者沐浴后这些时间段来敷面膜。建议仰卧位，敷面膜时尽量不要有脸部的动作。第一次敷面膜时如感觉轻度的瘙痒或者刺痛，可以观察一下，若数分钟就缓解了那可以继续用。但如果痒痛加剧，那么就需要及时停止，清水洗脸，冷敷镇静，严重时需及时就医。

文/皮肤科　**陈小英**

脱发、出油、一头枯草，都是因为洗头没洗对？专家解答洗头“六大难题”！

如今的各种广告和分享贴不断被刷屏，可是这些“网红护发大法”究竟有用没用？科学不科学？让我们一起听一听皮肤科医生关于六大“洗头世纪难题”的解答！

头发该多久洗一次？

洗发是为了保持头皮清洁，清除头皮表面的代谢产物和微生物，有助于头皮和头发的健康。至于多久洗一次头合适，其实应根据各人的发质情况，并没有严格的规定。一般来说，油性发质可以洗得勤一些，隔天甚至每天洗，干性发质可以3天左右洗一次。夏季出汗多，可以洗得勤，冬季则相反。

所以结论是，只要自己觉得合适，想几天洗就几天洗，但最多不要超过4天。

每天洗头会引起脱发吗？

不会。要知道头发脱落并不是洗发造成的，很多是由于生理或病理性的原因。比如头发进入休止期，或处在斑秃的进展期，或存在雄激素性脱发（俗称脂溢性脱发）等。如果头发或头皮真的出现问题，就算你不洗头，它也照样会掉。当然，如果洗发时动作过于粗暴，或头发过长，打结缠绕，那么洗头时也确实会扯下不少头发。

建议长发的朋友们在洗发前先把头发梳通理顺，洗的时候记得手势要轻柔。

油性发质头发会越洗越油?

头发的油腻程度和自身的皮脂腺分泌有关，而皮脂腺分泌的多少又跟各人的雄激素水平、遗传基因、生活饮食习惯及环境因素等有很大联系。所以油性头发并不是洗发次数太多造成的。

当然，皮脂腺会接受头皮反馈的信息，及时补充和分泌失去的油脂。当我们过度频繁地将油脂洗去后，皮脂腺会收到“头皮缺油”的反馈信息，从而促进它再次分泌，所以头发又变得油油的。一般来说，一天洗一次是不会把头发越洗越油的。平时油性头发的人还应该少吃油腻、辛辣食物，避免熬夜和精神紧张，因为这些都会刺激皮脂腺的分泌。

洗头，早上好还是晚上好?

其实都可以，关键是洗完之后不要马上顶着湿漉漉的头发出门或睡觉。湿头发吹风后水分会迅速蒸发，带走头部热量，容易引起感冒。头发未干就上床睡觉，张开的毛鳞片也容易摩擦受损，伤及发质。

所以，如果喜欢早上洗头，就早点起床，给洗头和干头发预留足够的时间。如果喜欢晚上洗头，那就别拖到临睡前再匆匆忙忙地洗。

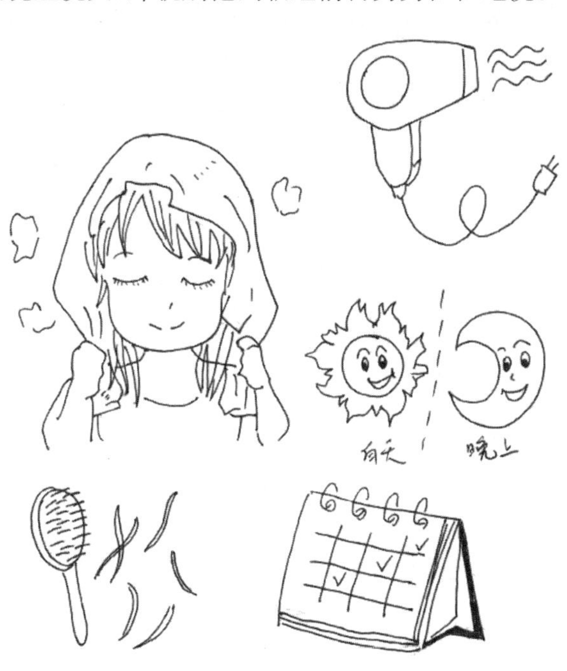

洗完头要不要用吹风机吹干?

洗头之后,毛鳞片上的油脂被洗去,毛鳞片变得张开、翘起,毛发间的摩擦力就会增大,头发就容易受到损伤。如果用温度过高的电吹风快速将头发吹干,会使头发中的水分快速蒸发,久而久之导致头发变得缺水、枯燥。所以,比较合理的做法是,先用干毛巾把湿头发大致吸干,然后再用电吹风吹,以加速毛鳞片的闭合。

注意在吹头发时,电吹风不要离头发过近,应该至少保持 10 厘米以上,并且尽可能用低档风吹,边吹边移动,避免长时间对着同一个部位吹。

洗头要选无硅油的洗发水吗?

硅油也叫“聚二甲基硅氧烷”,是一种难溶于水的液态化学柔滑剂。它属于大分子物质,不会被毛囊吸收,用在头发上可填充毛鳞片之间的缝隙,使头发变得柔顺亮丽。只要在国家标准规定限量范围内使用,无须担心安全问题。含硅油的洗发水会引起头皮损伤或掉发实属无稽之谈。

脱发其实可以由多种原因造成,比如压力大、失眠可引起斑秃,雄激素水平高会导致脂溢性脱发,肿瘤、感染、产后、刻意节食或内分泌异常等也会造成各种类型的脱发。因洗发水中的硅油导致毛孔堵塞而引起脱发,缺乏循证医学的依据。

文/皮肤科 **徐 涵**

5

第五章

养生的智慧

为什么年纪轻轻的瘦子也会得脂肪肝？

小张今年27岁，平时工作节奏紧张，午饭一般都靠外卖解决，有时更是一天三顿都在单位解决，去年体检B超被查出轻度脂肪浸润，健身加饮食调理折腾了4个月，脂肪肝好了。好不容易熬到春节放假，小张和朋友吃遍各家网红餐厅，把拉下的吃喝玩乐功课都补了回来。这不，节后的一张体检单让他慌了：不光血脂甘油三酯、胆固醇、低密度脂蛋白全线超标，连肝功能转氨酶都不正常。

小张：之前B超说脂肪浸润已经好了，这次怎么就直接报中度脂肪肝了呢？

小张妈妈：是啊，儿子才27岁，1.78的身高体重73公斤，看着不胖，怎么就得脂肪肝了呢？

脂肪肝是怎么发展形成的？

老百姓口中的脂肪肝，是广义上的脂肪肝。从专业角度上来说，全名叫非酒精性脂肪性肝病，英文简称NAFLD。国际上按照严重程度，NAFLD依次分类为四类：单纯性脂肪肝、脂肪性肝炎、NAFLD相关肝纤维化、肝硬化。

其中，单纯性脂肪肝是最轻的一种，表现为B超或磁共振提示脂肪肝，但肝功能指标基本正常。在此基础上进展，当肝脏出现炎症，则进入脂肪性肝炎期，表现为肝酶升高，主要是丙氨酸氨基转移酶（ALT）和γ谷氨酰转肽酶（GGT）的异常。这时如果不加以控制，病情持续进展，则逐渐进入NAFLD相关肝纤维化和肝硬化阶段。

事实上，炎症和纤维化的发生是同步的。只不过早期，由于纤维化程度较轻，普通的B超或CT无法判断，需要经过一段较长时间的病变积累，才会出现临床上可见的肝纤维化和肝硬化。

要特别注意的是：从单纯性脂肪肝到脂肪性肝炎的阶段，因为两者的

10—20年肝硬化发生率明显不同，需引起足够重视，尽早干预。

瘦子，怎么也会得脂肪肝？

回到小张的例子，很多人在得知自己有脂肪肝时的第一反应就是：我不胖呀！殊不知，肝脂肪化程度不完全与体重相关。

大量研究显示，瘦人NAFLD多合并胰岛素抵抗和体脂分布异常，其代谢综合征即高血压、高血糖、血脂异常和腹型肥胖的罹患率与肥胖和超重患者无差。另外，男性NAFLD患者发生晚期纤维化的风险远高于女性，推测可能与雌激素有关。

怎么知道是不是“瘦人NAFLD”？

说了这么多，很多人会想问，怎么知道自己是不是瘦人NAFLD？

一般来说，NAFLD筛查首选肝功能和B超，但是肝功能检查的指标不特异，而常规肝脏B超诊断脂肪肝有30%的漏诊率，与仪器设备和检测医生操作水平及主观判断有很大联系。

临床上，目前常用的一种，无创化脂肪肝定量评估检测方法即“肝硬度”检查，有些人称之为肝硬度B超。

其检测原理是通过紧贴皮肤的探头发送一小段剪切波，通过追踪该剪切波在肝脏里的前进速度，自动计算出CAP值。根据CAP值，可以大致区分轻度与中重度肝脂肪变。

对于极少部分病人，临床上无创性检测方法不能判断脂肪性肝炎或肝酶异常的其他病因时，可能需要肝穿刺活检协助诊断。

目前国内外，尚无针对NAFLD的特效药，治疗NAFLD仍以改善生活方式为主，肥胖患者主要是减重，瘦人则改善代谢。

但这必须是个持久的过程，像小张那样一段时间内心血来潮又是节食又是锻炼，刚有好转就回到老样子，那么脂肪肝反弹甚至比之前还严重的情况也很常见。还有一些人，因为各种原因过度节食，过度偏食（例如只吃水果）或长期吃素，导致必需营养素缺乏激发体内脂肪代谢紊乱，也会发生营养不良性脂肪肝，因此节食减重要科学合理。

文/感染科　庄　焱

“小病”不断，大病真的不来吗？

现代人生活压力大，节奏快，导致身体常常出现一些小问题。俗话说“小病不断，大病不来”这是真的吗？

小病不断的人群：反复嗓子痛、经常要感冒

如果需要用一个词语来描述上述问题的核心，我想很多人都会想到“免疫力”这三个字。针对免疫力低下的人群，世界卫生组织（WHO）有一个专业的定义：亚健康人群。

免疫力降低时，人体的生理功能会下降，进而导致躯体疾病症状加重（感冒、咳嗽、嗓子痛等）和躯体社会功能的缺陷（注意力下降、乏力、嗜睡等）。长期处于免疫力低下的状态，容易引起躯体功能性或器质性病变（高血压、糖尿病、肺炎、脑梗死等）。

近年的一项全球性调查表明，处于亚健康状态的人口大约占总人口的35%～50%左右，特别是中年男性，处于最辛苦劳累的年龄阶段，其发生率高达60%～70%。

什么是免疫力？

免疫力看不见、摸不着，却好似一张无形网络，遍布于身体的各个角落。这个巨大的细胞和组织网络由免疫器官、免疫细胞和免疫分子组成。

这张网络“7天24小时”全年无休地寻找“入侵者”，一旦发现“敌人”就会发起复杂的攻击，所谓的“敌人”就是对人体有害的细菌、病毒、寄生虫等微生物以及其他不应该在我们身体里的东西。

心情不好也会降低免疫力？

“消极情绪”也是导致免疫力下降的重要诱因，在悲观情绪刺激下，体内主要的免疫细胞数量和结构都会发生明显改变，体内淋巴细胞增殖减少，自然杀伤细胞活性降低，血液循环中白细胞和抗体的数量改变。

此外，我们也不能忽视很多间接影响因素，比如一个人在焦虑的时候往往更容易抽烟酗酒，垃圾食品变多，而睡眠和体育锻炼变少，这些不良生活习惯会变本加厉地损害我们的免疫系统。

免疫力降低时身体会发出什么信号？

（1）频发感冒：空气中各种微生物，如细菌、病毒、支原体、真菌等，都可以成为感冒的病原体，一旦免疫力低下，就无法抵挡上述病原体的侵入。

（2）腹泻：腹泻是由胃肠道感染细菌引起的，有些人特别容易腹泻，表明其胃肠道抵御病菌的能力下降，是免疫系统防御功能下降的一种表现。

（3）内分泌系统紊乱：内分泌是人体生理机能的调控者，一旦免疫系统出了问题，就会出现内分泌紊乱。女性会出现月经失调、经期情绪不稳定以及肥胖等。

（4）神经系统紊乱：神经系统和免疫系统之间互相影响和作用，人体免疫力下降时，人就容易出现心悸、多梦、失眠等症状。

（5）肿瘤：长期处于免疫力低下的状态，身体就会无力抵抗一些“强势”的突变细胞（癌细胞），后者繁殖扩散，最终形成肿瘤。

（6）其他表现：轻微发烧、咽喉痛、淋巴结肿大、注意力不易集中、全身无力、体内荷尔蒙代谢失调等。

但是，免疫力过强也不是好事！它会攻击健康的组织，对你的身体造成威胁。这会导致炎症和关节、神经、肌肉、皮肤和身体其他部位的损伤。

最后，我们总结了以下提高自身免疫力的生活小常识。

结交良师益友，睡眠保质保量；

端正心理建设，善于直抒胸臆；

远离吸烟人群，膳食均衡合理；

坚持日光锻炼，共享微笑人生。

文/呼吸与危重症医学科　**周剑平**

冬季饮食，你需要掌握这五大原则

关于冬季饮食有很多说法，比如“冬季萝卜赛人参”“吃羊肉有御寒的功效”，以及冬天就应该“贴膘”……那么，这些俗语到底有没有道理？今天就和大家聊聊，冬季饮食的正确方式。

天冷了，如何正确地吃火锅

火锅调料以麻辣、高油、高脂为主，这些都会在无形中增加能量摄入，虽然你感觉吃起来热腾腾的，感觉好像身体暖和了，不怕冷了。但是一顿火锅的能量摄入可能是平时的两到三倍，这样一个冬季下来，就会“无知无觉”地变胖，因此，吃火锅的频率一定要控制。另外，吃火锅会伴随高蛋白、高脂肪、高嘌呤食物的摄入，增加发生代谢性疾病的风险。建议在火锅中搭配多种新鲜蔬菜，做到饮食平衡。

羊肉吃多了真的不怕冷吗

从营养学上来讲，羊肉和牛肉、猪肉一样，都属于高能量食物，另外，中医认为羊肉性温，有温补的功效，因此吃羊肉会有御寒能力变强的感觉。但对代谢有异常或者高尿酸的患者来说，冬季应少吃一些羊肉。

冬天要多吃白萝卜？

冬天正好是白萝卜上市的季节，从营养学的角度来说，白萝卜水分充足，富含维生素 A，维生素 A 对增强人体的免疫功能是有帮助的，所以在气候相对干燥的冬天，适量地吃一些是有好处的。但是，还是要遵循饮食的总原则，即“适量、平衡”，同时摄入其他新鲜的当季食物。

胃炎或者胃溃疡患者应该怎么吃

饮食均衡，即三餐或者两点一定要定时定量："定时"指平时吃饭不要饥一顿饱一顿；定量则是指摄入量要相对平衡，并保证饭菜的质量，一餐饭应包含主食、优质蛋白质食物以及一定量的新鲜蔬菜。其实，对所有人来说，都应做到定时、定量、定质地吃好三餐。

虽然人的身体有一定的代偿能力，但大家也要通过饮食的调整，让身体状态保持平稳、和谐。比如部分人日常就以动物类食物为主，或是外出应酬、暴饮暴食，早餐随便吃一点或是直接不吃，这样会给胃部造成很大的影响，引发胃炎。尤其是在冬天，或是季节交替时期，更要合理安排饮食，适量、平衡，好好爱护自己的胃。

老人、婴幼儿冬季饮食小贴士

老人、婴幼儿体质相对较弱，易受外界干扰。在饮食上，除了膳食结构合理，烹饪的方法也要与食材相配合，尽量使其易消化吸收，不要过冷、过热，对于高蛋白、高脂肪的食物，应配合一定量的主食，不要过量，否则容易引发一些胃肠道不耐受的反应。

另外，对老人来说，不要空腹出门，吃完饭之后稍做休息可以到室外活动，另外，若是要锻炼身体，也要尽量安排在有太阳光或日照的天气里。

其实不论在哪个季节，无论哪种人群，都要遵循"平衡膳食不过度"的原则。冬天天气寒冷，大家外出、运动的时间都会相应减少，此时为了御寒而过度饮食，特别是食用高热量、高脂肪的食物很容易导致肥胖，使血脂升高、血糖异常，诱发心脑血管系统慢病。因此，无论是对心脑血管疾病患者还是普通人来说，可以从食物中增加能量来御寒，但要保持膳食均衡。比如说，大家可以拿自己最近的体检报告，到专业医疗机构的营养门诊咨询，日常也可以参照 2016 年中国营养学会给出的中国居民膳食宝塔，调整自己的饮食结构和摄入量。

文/临床营养科　施咏梅

冬天洗澡的正确方式

冬天洗个澡，也可能会出现危及生命的突发急症！在此特别提醒大家：请告诉40岁以上的家人要掌握正确洗澡的顺序！中年也不能大意！

警惕！洗澡时可能突发中风

天冷不要先洗头后洗身体，预防脑部出状况。天气寒冷，洗澡前后血压变化大，易引起中风。洗澡前，脱衣服的时候，光溜溜的身体暴露在冷空气中，这时候非常容易引发中风，好多人都是在浴室或者洗手间晕倒。身体一冷、血管就会收缩，血压会升高。进入浴室开始洗澡，体温快速上升，这时候血压又会更高，等到身体习惯了水温，血压就会开始降低，血压这样忽高忽低，非常容易引发中风。

冷天洗澡时要注意这些事

建议洗澡前先喝一杯温热开水，使腹腔温暖。冬季气温偏低，千万要小心，这是容易中风的季节！不要以为中风是老年人的“专利”，许多40岁左右的中壮年，不少因为在洗澡前后没有做好保暖工作，突然在浴室内中风。

怎样预防洗澡前后血压变化引起的中风

第一，善用各种电暖炉，洗澡前15分钟就开启电暖炉，温暖整个空间。

第二，打开花洒，让整间浴室有水蒸气，浴室温度也会比较高。然后用花洒冲脖子后方1分钟，保持体温，就可以稳定血压。就算你觉得自己很健康，但是一旦超过40岁，洗澡时注意将浴室温度保持在25度。

第三，冷天洗澡时注意顺序：先洗脸、手脚，然后冲身体，最后洗头。

脑内动脉瘤患者，常见于40至50岁的中年人，病患在出血前的2至3周会出现剧烈头痛。整个头像要炸开来那么痛，有出现这种头痛就该提高警觉了，因为这可能是动脉瘤破裂出血的前兆，一定要及时就医进行诊治。

文/神经外科 孙青芳

中药足浴是养生？医生说这6种人要小心

一到冬季，上海时常发生“滑梯式”降温，有时冷空气异常迅猛，甚至出现过气温降幅超过20度的极端情况。

此时怕冷的乡亲们就会祭出抗寒“法宝”，手拿汤婆子，脚泡热水盆，还可以在泡脚桶里加点儿活血的中药。

瑞金医院药剂科陆晓玲药师提醒各位，并非人人适合中药泡脚，对于某些人群来说，泡脚非但不能养生，还可能会适得其反。

中药足浴的原理是什么

中药足浴历史悠久，《黄帝内经》中有记载“阴脉集于足下，而聚于足心，谓经脉之行；三经皆起于足。”意思就是三阴经的起点和三阳经的终点都在脚上。早在周代就有关于中药足浴的文献记载了。中医认为，人有四根：鼻、乳、耳、足。而足是精气之根，即虽然鼻、乳、耳都是精气凝聚的点，但精气总的集合点在足部。足底有三百多个穴位，中药足浴能通过刺激足部反射区，充分发挥药物作用。

好用的足浴小方

现代研究发现，中药足浴有调节血压，改善血液循环，促进新陈代谢，消除疲劳，改善睡眠的作用。下面介绍一些中药足浴的小方。

（1）祛风除湿：老姜、肉桂、牛膝、秦艽、泽兰、桑枝、独活、赤芍、徐长卿、防己各10克。

（2）消除疲劳：党参、黄芪、茯苓、白术各15克，川芎、陈皮、石菖蒲各10克。

（3）改善睡眠：五味子、川芎、石菖蒲、香附、夜交藤、郁金、百合、茯苓、柴胡各10克。

(4) 痛经：青皮、乌药、益母草各30克，川芎、红花各10克。

(5) 足冻疮：当归、红花、花椒各15克，鲜萝卜200克。

古人云："春天洗脚，升阳固脱。夏天洗脚，暑湿可祛。秋天洗脚，肺润肠濡。冬天洗脚，丹田温灼。"

足浴的水温和时长

每次足浴前，可以先在水中加入煎煮过的药液，将水温调至37℃左右；足部适应温度后，让浴水逐渐变热至42℃左右即可保持水温，足浴时水位没过脚踝处；足浴时间控制在30～40分钟，时间不宜过长。

足浴的注意事项

1) 水温多少为宜

水温控制在40℃～45℃，防止水温过高灼伤皮肤，尤其是生活不能自理者。最好能让水温随着足部的适应逐步变热。

2) 泡到什么程度为好

足浴时间在30～40分钟为宜。由于泡脚时血液会流向下肢，时间过长脑部可能会出现供血不足的情况。

泡脚一般到身体微微出汗即可。若上身不出汗下身出汗，一般为肾寒的表现，可在泡脚时喝一些热水；反之，则一般为气虚的表现。

3) 泡脚时间有何讲究

饭前、饭后30分钟不宜进行足浴，由于足浴时足部血管扩张，血容量增加，造成胃肠及内脏血液减少，影响胃肠的消化功能。

不适合中药足浴的人群

妊娠及月经期女性，中药足浴活血通络的作用，可能会影响妇女及胎儿的健康。

患有严重出血病的人，如吐血、便血、脑出血、胃出血等，中药足浴可能会加重病情。

肾衰竭、心力衰竭、心肌梗死、肝坏死等各种危重病人，由于病情不稳定，对足部的刺激可能会引起强烈的反应，加重病情。

一些急性传染病及外科急症患者，如外伤、骨折、烧伤等；处于极端情绪中或是精神紧张、身体过度劳累的人；足部有外伤及有较重静脉曲张的患者，都不适合中药足浴。

需要提醒大家的是，中药足浴最好选用木盆或是搪瓷盆，避免使用铜盆等金属材质的容器，因为此类盆中的化学成分不稳定，易与中药中的鞣酸等发生反应，影响药物疗效。

文/药剂科　陆晓玲

中医专家解读"网红"补药的正确服用方法

一到冬令进补的时节，小伙伴们又端起了保温杯，泡上红枣枸杞。还有数不清的"养生发烧友"开始了"网红"进补，人参、虫草炖个鸡，日常嚼片大红参，枫斗、西洋参当茶泡，期盼着自己面色红润、身体强壮！

没想到有人补得血压升高，有人则心跳加速，还有的牙龈、嘴角生溃疡。中医科医生实在坐不住了，劝大家：补药可不能乱吃呀！

这几种"网红补药"，究竟应该怎么吃？首先，不是人人都适合进补，虽然秋冬是进补的季节，然而，由于每个人体质的不同，并不是人人都适合给自己"进补"，身体不虚或体内有邪气之人都不适宜随意进补，需要选择适合自己的补药才能达到补益的效果。

先来说说这个深入人心的"网红"补药第一名——人参！大家常说要吃人参补一补，其实是一个大类，概括地说：生晒参平补，西洋参凉补，红参温补，野山参大补。

白参通常指生晒人参，它对人体的调节增益作用主要是补气，适宜气虚体质在秋冬时服用。如果你有以下气虚的症状：总是感觉到精神疲倦或者整天昏昏欲睡，稍一活动就感觉到四肢无力，无法集中注意力，同时感觉到自己变得呼吸气短或者语气低微，面色泛黄显露憔悴或者黯淡无光，并且没有感冒发热和高血压，就可以在秋冬适量服用白参补气。

红参是人参的熟制品，相比于白参，红参的药性更温热，火大且功效更强，是阳虚气血不足者的进补佳品。如果你经常感到怕冷或手脚冰凉、头晕目眩、倦怠乏力或呼吸气短、贫血、有时胃中寒冷或长期腹泻等，你很有可能是阳虚气血不足。但现在，由于生活条件的改善，生活在城市的大部分人往往不用到服用红参这种大补之品的程度，尤其是上海、广州等南方地区，误用红参反而易出现上火、鼻子出血、牙龈出血等反效果。因此服用红参补益气血需格外谨慎。

更需要注意的是：由于红参具有一定的兴奋作用，能升高血压及心率，高血压及心脏病患者擅自服用可能发生心脑血管意外，如有需求应在医生指导下服用。另外，如果你有感冒发热或失眠也不建议自行服用红参进补。

西洋参性凉，具有补气养阴、清热生津的功效。与红、白参有所不同，西洋参无燥性，更适宜夏季进补。如果你有心烦、乏力、倦怠、口干、口渴、自汗、气短、咳嗽等气阴两虚症状，可以适量服用西洋参。

枫斗适用于阴虚体质的人群服用，具有益胃生津，滋阴清热的功效，由极品的铁皮石斛加工成的干品也就是我们常说的铁皮枫斗。石斛养阴生津功效强，对于口干舌燥有很好的效果，但它性微寒，又较为滋腻，多食会引起消化不良。所以，对于腹部常觉寒冷的人，舌苔厚腻的人起不到补益的效果。

冬虫夏草平补肺肾，益气固表，具有调节免疫、保护肾功能、抗疲劳、抗缺氧等功效，医药界有"阴阳虫草"之分，金蝉花药性偏凉，冬虫夏草为温热；金蝉花适宜阴虚内热体质人群，冬虫夏草适宜内寒体质人群。很多人把它当作补品自己吃或者送人，还是需要辩证服用的，想要长期服用必须在医生指导下进行。

膏方进补注意事项

(1) 补药的正确吃法是从小剂量开始服用，等身体开始适应后再慢慢增加剂量，千万不可一次服用过多。而且服用人参时，不宜饮用浓茶，不宜吃萝卜，也不宜与柿子、葡萄、石榴、山楂等含有较多鞣酸的水果同时食用。

(2) 肝肾功能异常或者疾病病情不稳定者，不宜擅自吃补药，必须遵循医嘱。

(3) 进补前应当清楚自己的体质类型，如果自己难以判断，要及时咨询有专业资质的中医医师。

文/中医科　高雨竹　陈敬贤

生酮减肥到底靠不靠谱？

生酮饮食最近很火，好多文章吹捧它可以减肥，治疗肿瘤、癫痫……这种使劲吃肉的“网红”减肥法，真的这么神奇吗？

科研圈对“生酮”态度没有一致性结论

目前关于生酮饮食是利还是不利并没有一致性结论，美国公布了 2018 年最佳饮食榜中，生酮饮食排名最后，地中海和 DASH 饮食排名第一。

2018 年 7 月 4 日，Nature 在线发表了康奈尔大学和哥伦比亚大学的联合研究，结果表明，生酮饮食能够显著抑制血糖和胰岛素升高，并且可能对抑制肿瘤有作用。

2018 年 8 月，Lancet Public Health 公布了一项 43 万人的大型队列研究，发现生酮饮食会增加死亡风险，且不建议糖尿病人长期使用低碳饮食。

生酮饮食能不能减肥？

它的确可以减肥，而且效果不错，研究表明生酮饮食 3 个月平均减重 9.5 kg，那么生酮饮食是什么样的模式呢？生酮饮食是低碳水化合物、适量蛋白质、高脂肪（70%～80%）的饮食模式，低碳水化合物每日供能不超过 20%，极低碳水化合物供能控制在 5%以内，差不多一顿饭里，基本都是油脂。

减肥的原理是啥？

人体摄入碳水化合物，在体内可转化为血糖，为身体各个器官供能。一方面，当身体没有足够的碳水化合物使用时，会迫使脂肪开始燃烧，产生酮体给各个器官正常运作供能。另一方面，它会降低人的食欲，导致摄入量的减少，所以这种方法确实能让人瘦。

那要怎么执行生酮饮食？

首先，严格限制碳水化合物摄入，含糖量高的食物全部拒绝，比如咖啡、奶茶、糖果、面包，甚至严格控制水果、土豆的摄入。但要多吃肉，五花肉、鱼肉、奶酪、橄榄油等都吃起来。要多吃糖分低的蔬菜，比如黄瓜、苦瓜、青菜、芹菜、萝卜等。具体食谱最好由专业人士设计。

一周左右，你的身体差不多就开始生酮了，可能会有头晕、便秘、口干、口臭、注意力无法集中等症状的出现。随后，需要密切随访尿酮、血酮含量，避免发生非常危险的酮症酸中毒症状。

其实生酮饮食的入门门槛或许更高，在刚开始的几天甚至几周，减肥者会极其渴望碳水化合物，尤其是甜的食物，这也是个自己欲望的挑战的过程。所以，其他减肥方法你坚持不下来，生酮饮食你可能也坚持不住。

这种减肥方法长久吗？

研究发现，生酮饮食短期减重效果的确明显（尤其在前 3 个月），但是长期使用，它的安全性仍有待商榷，可能会增加肾脏负担。还有一些健身人士用生酮饮食法来增肌，但这可能并没有效果。最近《国际运动营养学会杂志》的一项研究表示，生酮饮食模式能量和蛋白质是充足的，但是它没有增肌效果。

对于生酮饮食，我们的建议是可以短期进行减肥，但不建议长期采用此类饮食模式。尤其是高血脂、肝肾功能异常者，不建议生酮饮食。同时，切记生酮饮食一定要在专业的医生指导下进行！

文/临床营养科　卞冬生

秋季养生怎么做才有效？

三伏天还没过去，一丝凉意都没有，大家是不是觉得，酷暑还没结束，要继续"冰镇西瓜吹空调，小龙虾配啤酒"的生活……但是，立秋之后，养生就刻不容缓了哦！

今天，让中医科医师告诉你，"贴秋膘"到底科不科学。

在炎热的夏季，人们普遍食欲不振，有厌食之感。因此，当秋季到来，就想多吃一些，解馋的同时补偿入夏以来的亏空。

但是，酷暑时节，人们频饮冷饮，常食冻品，多有脾胃功能减弱的现象，故不应贸然进补。大量吃补品，会骤然加重脾胃负担，导致消化器官功能紊乱，出现胸闷、腹胀、厌食、消化不良、腹泻等症状。

因此，需注意"贴秋膘"不能过头，饮食保健应以润燥为主，科学"贴秋膘"。进补之前要给脾胃一个调整适应期，可先补食一些富有营养，又易消化的食物，以调理脾胃功能。

具体应该怎么吃？

秋季养生第一步：润燥、养阴、增酸、忌生冷

1）润燥

秋季饮食以润燥为当务之急。因个人体质不同，解燥需辩证对待。总的来说，应做到：一是饮食清淡，适当多食新鲜果蔬，多饮水；二是选择润燥食物，可以选择百合、银耳、芝麻、核桃、甘蔗、牛奶；三是最好避免辛辣、油炸、肥腻食物，少食或不食葱、姜、蒜、辣椒、烈性酒等。

秋天的"燥"从何而来呢？秋在"五行"对应中属金，在人体五脏六腑对应中为肺。此时自然界阳气日衰，阴气日生，雨水渐少，故时令主气为"燥"。燥热之邪容易损伤人的肺气，导致人体内的阴液津气耗散，继而出现一系列

病变。燥病是指出现各种干燥的症状表现。例如人体皮肤干燥皲裂、口鼻干燥、咽干、口渴、舌干少津、大便干结，严重者伤及肺脏就会出现咽喉不适，干咳少痰或痰中带血等。

2）养阴

春夏养阳，秋冬养阴。秋季适合治疗阴虚症，可多吃一些养阴的食物。

银耳：富有天然特性胶质，有美容，帮助肠胃蠕动，减少脂肪吸收的功效。但慢性腹泻者不建议食用。

桃胶：桃胶与皂角米、银耳搭配烹煮成汤，长期食用具有生津止渴，养颜嫩肤的功效。

其他养阴食物有蜂蜜、莲子、山药、红枣，以及菠菜、黄花菜、无花果、雪梨、萝卜等，可常吃以预防秋燥伤阴。中药有石斛、枸杞子、西洋参，都有滋阴之功效。

3）增酸

应少吃辛味，肺气太盛可损伤肝的功能，立秋后，适量多吃一些酸的东西可以收敛肺气，养护肝脏。

饮食上可以多吃猕猴桃、山楂、柠檬、苹果、石榴、葡萄、柚子等酸味的水果，这些水果可以起到滋阴润肺、生津止渴的效果。其中首选葡萄。可以和酒酿、糖桂花等一起熬制酒酿葡萄羹。请注意，血糖高者应少食或禁食葡萄。

4）温食，忌生冷

初秋时节，仍然是湿热交蒸，以致脾胃内虚，而立秋之后，气候转凉，人们身体的抵抗力有所下降。

夏季大量进食瓜类水果，已使肠胃抗病力有所下降，立秋后如果继续生食，势必引发胃肠道疾病。

俗话说，“秋瓜坏肚”，性味偏寒凉的瓜类水果，特别是西瓜、甜瓜等应尽量少吃，以免伤害身体。为保护脾胃，应多进温食，节制冷食、冷饮，以免引发肠炎、痢疾等疾病。可以用粳米或糯米煮粥，这两者均有极好的健脾胃、补中气的功能，但糖尿病患者不宜喝粥。

秋季养生第二步：早睡早起，安神定志

“秋天来了，人应当早睡早起，跟群鸡同时作息。”使情志安定平静，收敛

此前向外宣散的神气，使肺气保持清肃，使人体能适应秋气并达到相互平衡。另外，也要及时调节情绪，这乃是顺应秋气、养护人体收敛机能的法则。要是收敛机能未得到养护，冬天的闭藏之力则不足，入冬之后就会有飧泄之症（指大便泄泻清稀，并有不消化的食物残渣）。

秋季养生第三步：持之以恒，运动养肺

立秋之后，要适当增加运动，增强肺部的能力，最根本的就是全面增强体质，坚持锻炼身体。

步行是最简便、安全的运动，体质较弱者可以从散步开始，每日步行 500～1 500 米，开始时可用自己习惯的速度走，然后用稍快的速度，适应后再逐渐增加锻炼的时间和强度。

频率保持在每天锻炼半小时左右，也可隔天锻炼一次，每次锻炼一小时以上。另外，上下楼梯、慢跑、太极拳等运动也对肺功能有益。

呼吸功能锻炼应尽可能在户外进行，要持之以恒，有规律，这样才能增进肺功能。另外，呼吸肌的针对性锻炼可增强呼吸肌肌力和耐力，改善肺功能，加大呼吸幅度，有助于提高肺泡通气量和血氧饱和度。呼吸肌锻炼包括腹式呼吸、缩唇呼吸及全身性呼吸体操等。

最后，附上秋季养生口诀，一起健康快乐地享受金秋十月！

立秋悄然至，养生正当时。
各位小伙伴，一起手拉手，
睡好养生觉，淡定养心神，
穿好运动装，拿起保温杯，
吃上健康餐，入秋一起嗨！

文/中医科　陈敬贤

夏天必须要祛湿？牢记这些重点才能“无湿一身轻”

在瑞金医院门诊十楼，时常有患者直奔中医科诊室，一坐下就对着医生伸舌头，开场白都是：“医生，你看我的舌头呀。”这些患者有着共同的特点，那就是舌苔厚腻。

很多人说自己有湿气，那这种说法对不对呢？我们先来说说什么是湿气，它和湿邪并不是同一概念。湿气是自然界的一种气候因素，而当自然界气候异常、急剧变化，或者人体调节除湿能力下降超过了人体协调能力，就成为“湿邪”。简单地说，湿气是正常气候因素，湿邪则是一种病因病机。

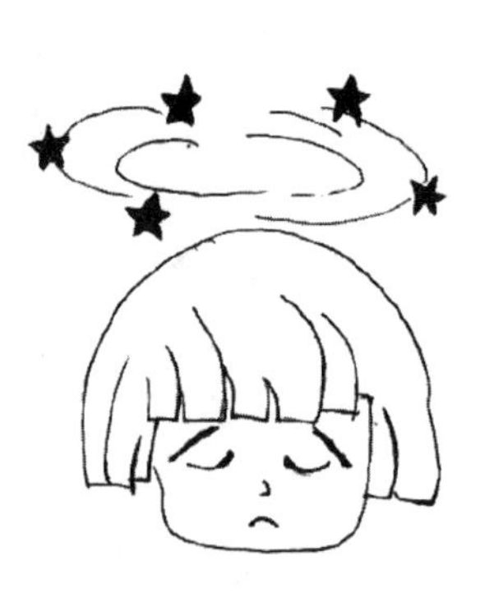

那什么是湿邪呢？“太阴之上，湿气主之。”湿邪是中医所说的致病的“风、寒、暑、湿、燥、火”这“六淫邪气”中的一种，也是最难治的一种。

湿邪特点在于致病广泛且易与多种外邪相兼。湿邪伤人从来不孤军奋战，总是要与别的邪气狼狈为奸。如湿邪遇寒发展成寒湿，遇热发展成湿热，遇风发展成风湿，而且，湿性黏滞重浊，难以排出体外，致病病程长且难治。

所以，中医常说“千寒易除，一湿难去”，用“湿重如裹”来形容它再贴切不过了——感觉身体无时无刻不是裹着一条湿毛巾的。

湿邪从何而来呢？

现代人优越的生活条件，热了有空调，冷了有暖气，使我们对四季的感觉越来越不分明。夏天该出汗的时候因为用空调导致汗液挥发不出来淤积体内；冬天烧暖气，穿件单衣还冒汗，阳气外溢，藏不住精气……长此以往，人体脾胃功能受损，皮肤开合的功能下降，抵御病邪的能力越来越差了，极容易导致体内湿邪堆积，造成阳气虚衰。

湿邪既可因外感而获得，也可因内而产生。外感湿邪多因环境而得，比如淋雨、水中作业、潮湿的居住环境等。还有不良的生活习惯也会导致湿邪，如夏天大汗之后立刻去冲澡，而洗澡后又立即贪凉而对着电扇或空调猛吹，由于人体毛孔舒张就会使水湿进入体内形成湿邪，再如大热后，立刻喝冰冻饮料，使胃阳被遏，胃肠受寒收缩，冷饮停聚胃脘形成湿滞肠胃，而且现在的冷饮往往非常甜腻，易生湿生痰。

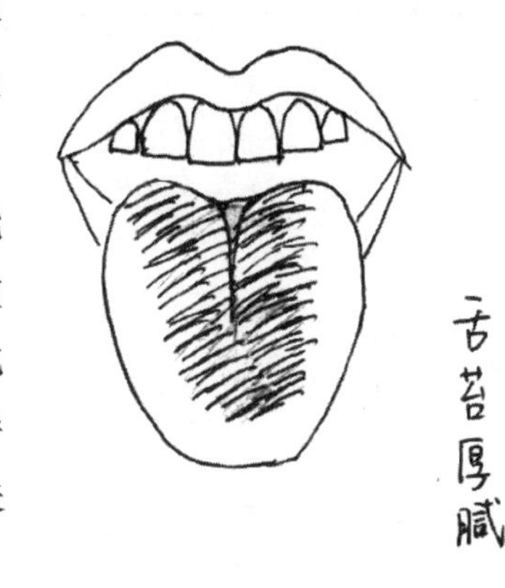

而内生湿邪则是病理产物，常与脾胃功能低下有关。脾有“运化水湿”的功能，如果脾虚就不能正常地“运化”，造成“水湿内停”。此外，脾虚的人也易招来外湿入侵，外湿又常导致脾胃受“困”，使湿从内生，所以两者是相关联的。

湿邪侵犯人体会有哪些症状?

首先，你会经常感觉到身体比较乏力，懒得动弹，明明睡眠的时间不少，但仍常常犯困打哈欠，注意力无法集中；接下来就开始出现身体各方面的症状了，经常觉得口渴，却又不想喝水；舌头边缘开始有牙齿印，中医称为“齿痕舌”；头发出油严重，感觉就像是裹了发蜡一样，皮肤油腻、毛孔粗大还容易长痘；虽然每天解大便，但觉得未解干净，且大便容易黏在马桶上，冲不干净，或者是大便不成形，长期便溏。这些都提示体内有湿邪。

最最痛苦的难言之隐，是有些女性私处潮湿，带下黄白腥臭，有些男性小便淋漓、癃闭，私处皮肤则是湿湿的，常年不干，甚至还出现影响性生活等问题。

寒湿和湿热如何区别?

	湿　热	寒　湿
舌	舌偏红,舌苔黄腻,齿痕不明显	舌淡红,舌苔白腻,舌体胖大,齿痕明显
小便	排尿灼热感,尿色黄	小便清长,淡黄色
出汗	汗多,汗黏、汗有异味,甚至黄汗	不太出汗,汗黏
白带	有异味,偏黄,质地黏稠	无异味,白色,质地清稀

如何才能祛湿呢?

一是饮食调养。多食用具有清热利湿、健脾助运的食物,如薏苡仁、莲子、茯苓、赤小豆、绿豆、白扁豆、鸭肉、鲫鱼、冬瓜、苦瓜、黄瓜、芹菜、莲藕、山药等。禁忌辛辣燥烈,大热大补的食物和冰冷甜腻的饮品。

赤小豆、绿豆和薏苡仁该怎么搭配呢?

(1) 赤小豆

依照李时珍所言,如果你原本就属于脾虚湿困,兼有血虚,有多尿便秘的症状,那没必要喝薏苡仁赤豆汤,喝了只会让你“津血渗泄”,觉得越喝身体越重、皮肤反而暗沉枯燥。

(2) 绿豆

《本草纲目》曰:“绿豆,处处种之……北人用之甚广……真济世之良谷也。”但绿豆性寒凉,素体阳虚、脾胃虚寒、泄泻者慎食,一般不宜冬季食用。

(3) 薏苡仁

生薏米祛湿虽好,但生薏米性凉,长期单独煮来吃,会伤脾,脾是负责运化湿气的,脾伤了,湿气更加挥发不出,越想祛湿反而越湿。而炒薏米是用小火把薏米炒至金黄色,带有微微焦香味道。所谓“焦香入脾”,经过炒制的薏米与生薏米相比,少了一分寒利,多了一分温涩,温脾、健脾的功效变得明显。但怀孕妇女及正值经期的妇女应该避免食用。

所以通过上述分析,如果你是属于精神压力大、心气虚、饮食不节、运动量少、脾虚湿盛的人群。既要祛湿,又要补心,还要健脾胃,那就建议每天炒薏米和赤小豆。将其煮水或熬粥均可。如果体内湿热较重,或者在夏季末到真正秋天到来之间的“长夏”阶段，感觉自己脘腹胀满、食欲不振，可以多喝薏米绿豆汤清热利湿、解暑除湿。

二是起居调理。合理安排作息时间，不要长期熬夜，或者过度疲劳。要保持二便通畅，防止湿邪郁聚。居室环境宜通风干燥，清爽舒服。戒烟控酒。注意晚上尽量不洗头，如果一定要洗，也要等头发干了再睡。

三是运动锻炼。湿邪是很难彻底排出的，若想通过自己努力来祛除体内湿邪，最重要的是扶助阳气，适度的运动不仅能增强体质，还可以促进消化，促进气血流通。慢跑、登山、各种球类以及太极拳，均是不错的选择。尤其是太极拳可以健脾助运，调气和血，是一种心身俱练，形神双修的保健运动。

四是可以进行中医治疗。湿热证从临床辨证分型来看，又可分为湿重于热，热重于湿和湿热并重。湿重的化湿为主，常用药如滑石、生甘草、杏仁、薏苡仁、白蔻仁、茅根等。热重以清热为主，可选用金银花、蒲公英、野菊花、紫地丁、黄芩、黄连、葛根等。

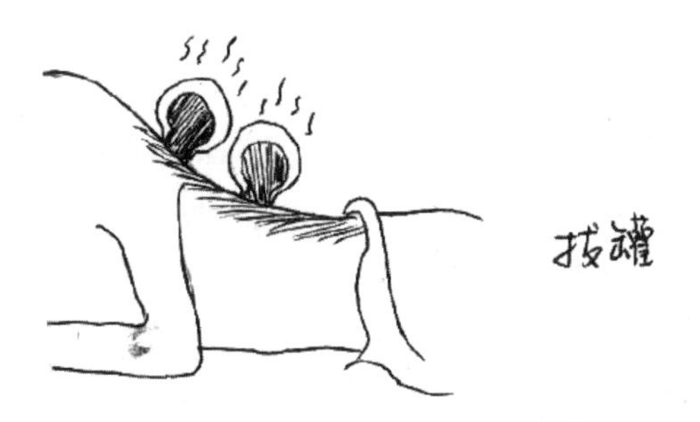

若是湿寒证，建议艾灸结合拔罐治疗，艾叶性温，能够温经散寒；而拔火罐一直都是中医学里非常有效的散寒除湿的方法之一。故两者结合，可以有效改善寒湿体质。

文/中医科　陈敬贤

哪些病适合冬病夏治？三伏贴适合哪些人群？

马上就要进入三伏天了，不少朋友为了身体健康，纷纷加入“冬病夏治”的队伍。“夏治”——是指在夏季三伏时令，自然界和机体阳气最旺之时，通过温补阳气、散寒驱邪、活血通络等治疗措施，一方面增强机体抵抗病邪的能力，另一方面有助于祛除阴寒之病邪，从而达到治疗或预防下述冬季易发疾病的目的。

哪些病适合冬病夏治？

(1) 呼吸系统疾病：慢性支气管炎、支气管哮喘、慢性阻塞性肺病等慢性咳喘病、反复呼吸道感染等。

(2) 风湿免疫性疾病：颈肩腰腿、关节疼痛、风湿与类风湿性关节炎等。

(3) 消化系统疾病：慢性胃炎、消化道溃疡、慢性肠炎、消化不良等。包括脾胃虚寒型胃脘痛、腹痛、腹泻、便秘等。

(4) 耳鼻喉科疾病：过敏性鼻炎、慢性鼻窦炎、慢性咽喉炎等。

(5) 儿科疾病；哮喘、咳嗽、支气管炎、过敏性鼻炎、慢性鼻炎、体虚易感冒、脾胃虚弱等。

(6) 慢性皮肤病：荨麻疹、冻疮等。

(7) 妇科疾病：慢性盆腔炎、月经不调、痛经、不孕症等。

(8) 男科疾病：慢性前列腺炎、阳痿、早泄等。

(9) 其他人群：阳虚型体质的人群；慢性疲劳综合征；体虚易感、失眠、神疲乏力、腰膝酸软等处于亚健康状态人群。

如何操作?

常用的治疗方法有针灸、药物穴位贴敷、药物注射、刮痧、拔罐、中药内服、药物熏蒸、微波治疗等,其中最具有代表性的为三伏天的药物穴位贴敷(三伏贴)。

当气温超过30摄氏度,人体的"腠理"开启,药物容易吸收,治疗效果较好,故时间段可适当放宽,病史较长或病情较为顽固者于伏前及伏后2～3周即可来进行调理治疗。即使错过头伏也可以敷贴。

三伏贴是什么?

方用白芥子、延胡、细辛、甘遂等相关中药材各适量共研为细末,与姜汁等调制成糊状制剂,敷贴于所需的穴位或患部,以治疗疾病的方法。

贴敷时间一般成人4～6小时,儿童酌情减少。每周敷贴2～3次,一伏中可敷贴3次以上。一般3～5年为一个疗程,病程长的患者可适当延长疗程。

瑞金医院中医科集历年老中医的临床经验,总结出特色的三伏贴药物制作方法及敷贴方法。其中,穴位敷贴专科为医院特色专科。

三伏贴的原理是什么?

三伏贴主要通过三个途径发挥作用:

(1) 药物的作用:通过皮肤组织吸收所用药物的有效成分。

(2) 穴位的作用:通过穴位刺激经经络传导调节机体功能。

(3) 夏季自然界阳气的作用:夏季人体汗腺开放,更有利于药物有效成分的吸收及穴位的刺激,同时利用自然界阳气的推动作用,可振奋机体的阳气,提高人体自身的调节功能。

敷三伏贴需要注意什么?

1) 出现瘙痒时,不要搔抓

穴位贴敷后局部皮肤出现瘙痒时,尽量不要用手搔抓以防感染。

局部若有发热、皮肤发红为正常。

若皮肤出现小水泡,可以不用做特殊处理,最好让其自然吸收,保持局部干燥即可。

如果出现大水泡或局部溃破，可以涂碘伏，或咨询治疗医生。

2）慎食寒凉肥甘滋腻之品

夏季炎热，往往易贪凉饮冷，若大量进食寒凉之品，则易致中阳受损，脾胃虚弱，甚至损及一身之阳气，影响治疗效果。肺甘之品亦易伤脾胃，影响消化。

3）避免出汗、冷气直吹

贴敷期间，应减少运动、避免出汗，尽量避免电扇、空调直吹，以利于药物吸收。

4）不能替代其他治疗

穴位敷贴只是疾病治疗的一种手段，不能完全替代其他治疗，因此原本在服药的慢性病患者在进行敷贴期间也不要盲目减药、停药。

文/中医科　项琼瑶

怎么吃才健康?“糖友们”请注意,专家给你开小灶啦!

现代人节假日聚会聚餐多,很多人节假日还会选择外出旅游,因此日常生活节奏会被打乱,饮食和休息都会不规律。但对糖尿病患者而言,节假日期间,也应该遵循饮食指南,按照医生的建议、保持作息规律、饮食适度、坚持用药、检测血糖是非常重要的。

适度——饮食管理总原则

(1) 总热量适度。在饮食上,应控制总热量。春节期间餐桌上、茶几上,丰富的正餐、零食琳琅满目。糖友们要注意营养均衡,进餐要定时,特别是出门度假等,更应定时、定量、定质饮食,合理搭配,饮食摄入量根据运动量酌情调整。

(2) 膳食结构合理。五谷主食不可少,杂粮可以占主食三分之一左右,但不推荐杂粮粥,因为煮粥水多,淀粉糊化,容易消化吸收,增加餐后升血糖的风险,对病情不利。每顿正餐的膳食搭配需注意控量的主食、荤菜和蔬菜。

(3) 细嚼慢咽,不宜快。细嚼慢咽,既可控制摄入量,又可调节餐后血糖的升高。对体重超重、肥胖的患者来说尤为重要,进餐应先吃蔬菜,再吃荤菜,最后吃主食。

(4) 餐后运动。运动可以提高胰岛素的敏感性。一般餐后 1 小时,进行适度的运动。

清淡——少油、少盐、少糖

糖友们应多选用蒸、煮、烫、炖方法进行烹调,减少油、盐和糖的用量。

（1）油，能量高。1克油能提供9千卡能量。即便是新鲜的蔬菜，烹饪用油过量，也会大大折损蔬菜的控糖作用。

（2）盐，滞留水分，引起水肿和血压上升。因此对糖尿病伴有高血压、心脏病者，更应限制食盐量，口味宜清淡，尽量不吃腌制品，少用调味酱。

（3）避免饮料。除可乐、雪碧等含糖饮料外，新鲜的果汁富含水果本身的单糖，相对“啃”一个水果，一杯果汁更易升高血糖，故不推荐。

拒绝零食陷阱

很多糖尿病患者有个误区，认为瓜子、花生等坚果血糖指数低，吃点没有关系，于是边看电视边吃坚果类零食。其实瓜子、花生等坚果类食物热量高，不知不觉中摄入过多的能量，同样对控制血糖不利。因此，宜将坚果的摄入量纳入每日总摄入量。

适量饮酒

饮酒是诱发心脑血管系统疾病的重要危险因素，正在使用降糖药的患者饮酒可能发生低血糖，尤其是空腹饮酒，也可能诱发酮症酸中毒。饮酒适量，指每周不超过2个酒精单位，一个酒精单位指葡萄酒约150毫升，或啤酒不超过一罐（约350毫升），或白酒45毫升。避免空腹饮酒。

防止低血糖

对糖友们来说，如果只按时吃药而未按时吃饭也会引起低血糖。低血糖对人体有害，特别是对老年患者来说，其危害更甚于高血糖。当人出现低血糖时，体内的升糖激素会增加，造成血糖波动，加重病情。低血糖对心脑血管系统会产生刺激，长期反复严重的低血糖发作可导致中枢神经系统不可逆的损害。

因此，切忌不要因害怕血糖升高而吃得太少，一定要遵医嘱合理饮食，避免造成更大的危害。随身准备一些糖果或巧克力，一旦出现低血糖反应可以随时自救。

药不能停

糖尿病患者治疗药物不能中断，即使节假日外出，也要把药带上按时服用，尤其是注射胰岛素的患者，由于节假日期间外出不方便，会自行停止注射，结果常常血糖紊乱，导致严重后果。伴有高血压的糖尿病患者应避免情绪波动，伴有心血管病者要随身携带急救药物，以备不测。

文/临床营养科　施咏梅

吃泡面有讲究，营养科医生告诉你泡面的正确打开方式！

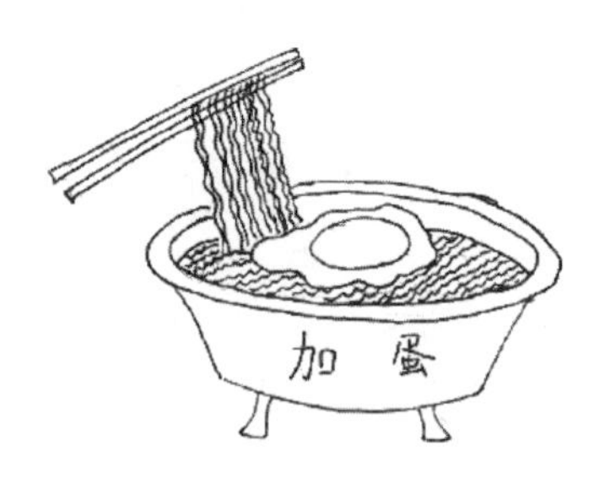

自从方便面被贴上了“垃圾食品”的标签后，各种对于方便面的说法层出不穷：一碗方便面要“解毒”32小时？一包方便面竟有25种添加剂？方便面致癌？一起来听听临床营养科医生的解答。

方便面消化32小时？

这个说法源于美国科学家通过胶囊内镜的方式拍摄了“加工食品”与“无添加物食品”被吃进肚子里的情况对比，结果发现手工拉面在32小时后已经完全被消化，方便面则仍有残余、尚未完全消化。这个实验初衷本为观察食品消化过程，后来被错误解读为方便面不好消化，有害健康。随着社交媒体的传播发展，最后演变为“方便面32小时不消化”的谣言。

方便面主要成分是小麦粉、精炼棕榈油、淀粉、盐和一些食品添加剂，主要的营养成分就是碳水化合物、蛋白质和脂肪。有科学实验研究表明，不同的加工方式、不同种类的碳水化合物的消化率均不一样，一般情况下，2小时就会被“消化”。

25种添加剂有害？

其实大众最关心的就是方便面中食品添加剂的问题。国家标准要求食品添加剂的使用原则是：不应对人体产生任何健康危害；不应掩盖食品本身或加工过程中的质量缺陷或以掺杂、掺假、伪造为目的；不应降低食品本身的营养价值；在达到预期目的前提下尽可能降低在食品中的使用量。所以我国的食品添加剂怎么添加、添加什么、用量限值都是有规定的，而且是有法律条款限制的。

因此，只要是正规的、经过安全审核的厂家生产的方便面，其中的食品添加剂都在安全范围内，在正常食用量内不会对人体造成危害。更不存在“有毒有害”一说，除非你买的是黑心商贩做的“假面”。

另外，方便面面饼没必要添加防腐剂。食品添加防腐剂是为了抑制细菌、霉菌等微生物生长。而方便面的面饼经高温油炸后，绝大多数微生物已被杀灭，且其水分含量很低，无法满足霉菌生长的条件。至于调料包，则一般经高温、紫外线等方式灭菌，在密封保存的情况下，也不会轻易变质。

方便面致癌？

淀粉类食品在高温（＞120℃）烹调下容易产生丙烯酰胺。而丙烯酰胺经体外细胞实验和动物实验证实其的确是一种致癌物，但目前没有充足的人群流行病学证据可证明人类某种肿瘤的产生与从食物中摄取的丙烯酰胺有明显的相关性。

WHO 和中国食药总局发布的致癌物中，丙烯酰胺被列在二类致癌物中（二类致癌物是指导致人类癌症的证据不明确）。相关实验表明，我国生产的方便面中丙烯酰胺检测值大约在 0.5～2.89μg/g；其实相较于薯片、油饼来讲还是偏低的。对于丙烯酰胺的安全值，国际上目前还尚未有相应的标准。

新泽西食品专家从人体每日膳食中 0.1 mg/kg 体重的丙烯酰胺摄入量中没有观察到不利的影响，从而推测人们食用油炸食品致癌的风险极小。WHO 食品安全的相关官员也认为人体摄入的丙烯酰胺尚不足以对人体产生毒害。照这个计算，方便面中的丙烯酰胺量还是很安全的。

制作方便面的棕榈油安全吗？

棕榈油是一种饱和度较高的油脂。通过交叉实验发现，棕榈油和橄榄油对人体血脂的影响没有差异，换句话说，一定程度上棕榈油和橄榄油对人体血脂的调节作用是相同的，国外的很多研究数据也与实验结果相同。棕榈油符合国际食品法典委员会制定的食品安全标准，是一种安全的食用油脂。

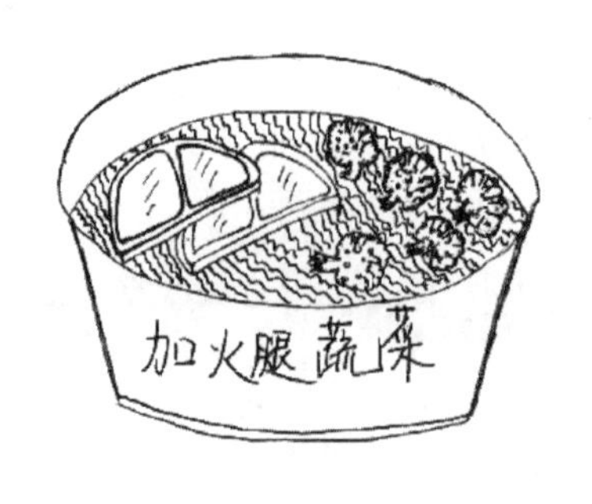

总的来说方便面是安全食品，那方便面是营养食品吗？答案是否定的！

方便面是高热量的食品，膳食纤维含量低，蛋白质含量较低，脂肪含量较高（中国居民膳食指南推荐每日脂肪摄入 25～30 g），而且盐含量较高（推荐每日盐摄入＜6 g），大家千万不要让自己的口味变得越来越重啊！单一吃方便面作为一餐的话，需要额外补充其他新鲜天然的食物。

如何让方便面更营养？可以试试以下方法：

（1）尽可能去掉面饼里的油，用热水焯一下面饼，去掉一些油脂；或者选择非油炸方便面。

（2）加 100～150 g 蔬菜，补充维生素的不足；打个鸡蛋或加点瘦肉，弥补方便面中蛋白质不足。

（3）调料包少放一些，可以减少盐的摄入。

（4）火腿肠最好是免了，毕竟火腿也是含盐量较高的食物。

但是即便如此仍不推荐用方便面取代一日三餐，尤其是对于本身存在肥胖、高血压、高血脂等慢性病的患者。

2017 年 9 月，国务院办公厅发布了《国务院办公厅关于加快推进农业供给侧结构性改革大力发展粮食产业经济的意见》。《意见》中提出要大力促进主食产业化，支持推进主食制品的工业化生产、社会化供应等产业化经营方式，大力发展方便食品、速冻食品。其中方便面也开始降油减盐，增加了天然配料和脱水蔬菜，也增加了荞麦面、土豆面、刀削面、米粉等款式，这也契合消费者健康、营养、安全的饮食理念。

文/临床营养科　卞冬生

吃豆腐会加重痛风、乳腺癌、肾功能不全？

“医生，我尿酸高说不能吃大豆制品的，尤其是豆腐、豆浆”“医生，多吃豆腐会患乳腺癌是不是?”“医生，听说我这个肾病不能吃大豆制品，我五年来一口没吃过”……今天瑞金医院临床营养科医生来为大家解答这些问题，认清关于豆制品的那些谣言与误区。

痛风了不能吃豆制品，更不能喝豆浆?

据统计，我国高尿酸血症人数有1.7亿，痛风患者有8 000万，痛风已经成为仅次于糖尿病的第二大代谢性疾病，且呈逐年增加的趋势。而嘌呤代谢紊乱是引发尿酸水平升高的原因之一，并且体内80%的嘌呤是内源性的，20%的嘌呤是吃出来的。因此有传言：100克大豆里有218毫克的嘌呤(属于高嘌呤)，所以大豆做豆腐、豆浆等豆制品嘌呤含量肯定也很高。

其实不然，大豆在加工成豆腐、豆浆的过程中，嘌呤会遭到大大的稀释和流失，成品的豆腐100克中大概有60～80毫克嘌呤，豆浆100克中大概有60毫克左右的嘌呤含量；这个嘌呤含量真的不高，远低于同重的猪牛羊肉还有鱼类食物。

2017年《高尿酸血症相关疾病诊疗多学科专家共识》指出大豆和大豆制品与痛风发作或高尿酸血症无相关性，可适量食用豆类及豆制品。所以，对于恐慌“嘌呤”的人来说大豆制品可以吃。

豆腐豆浆什么的吃多了，是不是会得乳腺癌?

这种说法的理由是豆制品内含有植物雌激素，传闻长期食用会在体内蓄积，使体内雌激素水平偏高，促进乳腺增生，增加乳腺癌患病几率。

这个植物雌激素就是大豆异黄酮，植物雌激素和人体内雌激素不是一回事;反而这个大豆异黄酮对人体雌激素水平起双向调节作用,简单地说就是体内雌激素水平高了,大豆异黄酮能降低它,低了能升高它。

在实验室研究中,大豆异黄酮已被证明可以减缓乳腺癌细胞的生长;一项对上海妇女健康研究的结果发现摄入大量豆制品的乳腺癌女性的死亡风险降低了29%,乳腺癌复发风险降低了32%;而且有研究表明越早吃含有大豆异黄酮的豆制品越能降低乳腺癌的风险。世界癌症研究基金会也指出摄入大豆制品可以改善乳腺癌患者预后。所以,乳腺癌患者可以放心吃豆制品。

喝豆浆会让宝宝性早熟,这是真的吗?

其实这也是植物雌激素的问题,目前现有的证据证明人体摄入正常量的豆制品不会对体内雌激素水平产生影响。目前尚未有报道证明豆制品摄入会导致性早熟的发生,反而研究表明肥胖、动物蛋白摄入过高可能是性早熟的高危因素。

肾病患者,不能吃豆类是真的吗?

这是一个很大的误区,至今很多医生仍认为肾病患者不能吃豆类。首先,大豆蛋白是优质蛋白,而且有研究表明大豆蛋白对肾脏的压力较小,并且大豆蛋白的摄入可以降低糖尿病患者罹患肾病的风险。一项 meta 分析发现透析患者摄入大豆蛋白可以明显降低血肌酐、血磷和炎症状况。

2017 年卫健委颁布的《慢性肾脏病患者膳食指导》中也明确指出大豆蛋白作为优质蛋白的主要来源可以适量食用。

豆类制品究竟该吃多少?

《2016 中国居民膳食指南》中推荐多吃蔬果、奶类和豆类,推荐成人每天摄入 15~25 克大豆(25 克大豆约等于 55 克豆腐干、175 克内酯豆腐、360 克豆浆、150 克南豆腐或 75 克北豆腐)。

文/临床营养科 卞冬生

小龙虾怎么吃？营养科医生这样建议！

夏季，餐桌上怎么能少得了小龙虾这道美食！根据《中国小龙虾产业发展报告（2018）》统计，单是上海市年消费小龙虾就在一万吨以上。但与此同时，小龙虾也引发了许多健康和食品安全卫生的问题。究竟该如何吃小龙虾才能够安全和营养兼得呢？

应该购买野生小龙虾还是养殖小龙虾呢？

现在市面上销售的小龙虾主要有人工养殖和野生两种。

根据农业部规定，人工养殖的小龙虾在养殖过程中对药物的使用和投入必须实行登记，不得使用违禁药品。目前养殖小龙虾的标准有《NY 5158—2005 无公害食品淡水虾》等，水质要求符合《渔业水质标准》。符合相关养殖标准的小龙虾的质量有所保证，相关重金属、农兽药残留含量在安全范围内。

野生环境下的小龙虾，因为生存环境的不确定性，给小龙虾质量安全带来了很大的隐患。所以最好不要去购买野生的龙虾。

如何挑选新鲜干净的龙虾呢？

合格的小龙虾红润有光泽，弹缩有力量，气味很正常，头尾五五分。

1）看颜色

小龙虾背部红亮干净；“白肚皮”，腹毛白净整齐；最重要的是虾腮白而干净，即使沾染料汁也是呈现棕黄色。如果是颜色呈现褐红或铁红，关节和腹部不干净，虾腮发黑、发灰则不建议选用。

2）闻气味

小龙虾应含有一股“鱼”腥味、虾腥味。

3）看肉质

在餐馆吃做好的小龙虾时，如果发现尾巴是直的，那么在下锅之前可能已是死虾了。只有蜷缩着身体的肉质比较紧密有嚼劲的小龙虾才是好虾。

4）看体型

人工养殖的健康小龙虾，拥有“五五”分的身材，即头和身子差不多长，个头都差不多。

处理小龙虾最好的方法

处理小龙虾最好的方法就是首先剪去前部头壳，并顺势用剪刀挑去裸露出来的胃囊等；其次两边的腮应剪去外壳，再斜剪去腮须；然后用手拉住它的尾巴中间那块尾甲，拉出黑线来。

小龙虾的烹饪一定要保证它熟透。否则，小龙虾体内可能有肺吸虫的囊蚴和副溶血性弧菌等。

尿酸高可以吃小龙虾吗?

小龙虾与啤酒搭配自然很诱人，但对于本身尿酸较高或痛风的病人，不建议同时大量食用小龙虾和啤酒。

啤酒中含有的鸟嘌呤核苷酸在人体代谢后会生成尿酸，导致尿酸水平增高；同时小龙虾属于中度嘌呤含量食物，两者同时大量食用，或许会诱发痛风。

特别提醒：美食再好也要有节制，不要过量食用，隔夜的小龙虾最好也不要食用。

文/临床营养科　卞冬生

竹笋这道鲜美的菜，竟然是有些人的“致命武器”？

春风吹绿了江南，也给人们带来了舌尖上的美味——竹笋。腌笃鲜、油焖笋、笋烧肉……真是想想都让人垂涎欲滴，如此美食当前，怎能不大快朵颐呢？

可是就在前不久，浙江海宁市的一位女士却因进食了几口春笋，导致呕血 3 000 ml，差点丢了性命。究竟是什么原因使得美味的竹笋成为了“致命的武器”呢？

先让我们来了解一下竹笋的营养价值

竹笋，在中国自古被当作“菜中珍品”，竹笋含有丰富的蛋白质、氨基酸、脂肪、糖类、钙、磷、铁、胡萝卜素、纤维素、维生素 B1、B2、C。多种维生素和胡萝卜素含量比大白菜含量高一倍多；而且竹笋的蛋白质比较优质，含有一定的人体必需的多种氨基酸，实为优良的保健蔬菜。

竹笋有哪些功效呢？

(1) 竹笋所独有的清香，具有开胃、促进消化、增强食欲的作用，可用于治疗胃胀、消化不良、胃口不好等病症。

(2) 竹笋所含有的植物纤维可以增加肠道水分的贮留量，促进胃肠蠕动，降低肠内压力，减少粪便黏度，使粪便变软利排出，可用于治疗便秘，预防肠癌。

(3) 竹笋具有低糖、低脂的特点，富含植物纤维，可降低体内多余脂肪，治疗高血压、高血脂、高血糖症，且对消化道癌肿及乳腺癌有一定的预防作用。

(4) 竹笋中植物蛋白、维生素及微量元素的含量均很高，有助于增强机体的免疫功能，提高防病抗病能力。

所以，一般人群均能食用竹笋，特别对有“三高”(高血压、高血脂、高血糖)、肥胖及习惯性便秘的人群尤为适合。

究竟哪些人不适合吃竹笋呢?

(1) 竹笋含大量难溶性的草酸盐，很容易与钙质结合成为草酸钙，而草酸钙对泌尿系统和肾结石患者不利。所以，患有泌尿系统疾病和肾结石或胆结石患者不宜多吃竹笋。

(2) 竹笋含较多的粗纤维素，因此患有严重胃及十二指肠溃疡、有消化道出血史、肝硬化食管静脉曲张和炎症性肠病的人不宜吃竹笋。

(3) 中医认为，竹笋系寒涩之品，凡脾虚和消化不良等病症的人不宜多吃，哮喘病人亦不宜食。因竹笋能助发疮毒，故痈疮患者也应忌食。

(4) 少年儿童骨骼发育尚未成熟，而竹笋中的草酸盐会影响人体对钙的吸收和利用，所以 15 岁以下的少年儿童不宜多吃竹笋。

文章开头所提到的这位女士由于罹患了肝硬化伴食管静脉曲张，虽然她只吃了几口竹笋，但正是这些粗糙的纤维成分，轻而易举地擦破了“吹弹即破”的曲张静脉，导致了消化道大出血，以至于差点丧命。

这个病例告诉我们：竹笋虽然是美味佳肴，但是每位食客在进食前，还是必须先考虑一下自身的体质是否适合，同时每餐进食的量也必须适当节制，以免增加胃肠的负担。祝愿大家美食与健康常相伴，快乐与长寿永相随!

文/消化内科　**诸　晔**

别再这样用保温杯泡枸杞啦！

中年危机大约是每个成年人心头绕不开的痛，当你美滋滋地端着泡了枸杞的保温杯，自嘲地开始想着好好对自己时，未曾想原来好好爱自己一次并不是那么简单……

但是，保温杯泡枸杞真的好吗，下面，看我大瑞金的药师出山论道。

枸杞：作用与功效

从中医上来看，枸杞性味甘、平，入肝、肾、肺经，具有滋补肝肾、生精养血、明目安神、滋阴润肺等功效，是一种非常常用的中药材。

保温杯里泡枸杞

1）有变质风险

保温杯中的水温，长期保持在六七十摄氏度，这是细菌滋生最喜欢的温度。因此，枸杞或者是其他药材，长期泡在高温的水里，都存在变质的风险。

2）营养元素丢失

用保温杯泡枸杞，水温不要超过80℃。因为枸杞中含有很多营养物质，大多数都是热敏性高分子有机物，如维生素A等，被沸水长时间泡着，这些营养元素就会被破坏。

3）有效成分不易溶出

枸杞中含有多糖、淀粉，高温浸泡后容易膨胀，反而不利于有效成分的溶出。

其实吃枸杞，最科学的方式就是干嚼了，可以最大化地让我们吸收枸杞中的营养元素，一般成年人每天干嚼6—12克为宜。

如果一定要用保温杯配枸杞，注意将水温度限定在70～80摄氏度左右，冲泡时间不宜过长，建议现泡现喝。

要特别注意，像枸杞这类“药食同源”的中药材，并不是所有人群都适用，也不宜过量食用。如正在感冒、发烧或者平时脾虚腹泻的人群，就不能食用枸杞。在服用前最好到医院里，找中医师望闻问切一番，辨明自己体质的寒热虚实，再服用也不迟。

文/药剂科　**金润麟**

银杏叶这么有用，能用来泡茶吗？

银杏，素有裸子植物“活化石”之称。美丽的银杏可谓“内外兼修”，虽然银杏叶具有非常高的药用价值，但是因为其含有大量的银杏酸，未经深加工的银杏叶是不能直接泡水喝的。

银杏叶 VS 银杏果

银杏叶，现代药理研究证实其对心脑血管系统疾病（如高血压、冠心病、脑栓塞、心力衰竭、心律失常等）和中枢神经系统疾病（如感觉神经障碍、脑供血不足、外周血管紊乱和退行性痴呆等）均有较好疗效，并在抗肿瘤、调节机体物质代谢、调节机体免疫能力、抗衰老等方面均有一定作用。

银杏果，《中国药典》2015 年版收载白果（银杏的干燥成熟种子），味甘、苦、涩、平，具有“敛肺定喘、止带缩尿”之效，主要用于对肺、肾的收敛与补益，而无降脂、护心等作用，市售的银杏制剂中成药，多为银杏叶加工制剂或其提取物。

银杏叶茶

银杏叶虽有防治心脑血管疾病的功效，但盲目使用银杏叶泡茶这种做法并不可取，而且可能造成危险。

1）有效成分难以泡出

银杏叶与其他药材不同，其不可作为中药饮片直接使用，而是通过提取加工成中成药应用于临床，其有效成分的提取需经过粉碎、乙醇加热回流提取等工序，与单纯的泡水提取差别巨大，因此用银杏叶直接泡水，很难达到预防心脑血管疾病的效果。

2）有毒成分造成危险

银杏叶的有效成分与有毒成分共存，其中所含毒性成分银杏酸水溶性高，一杯银杏叶茶，不但喝不到其中的有效成分，反而可能喝到毒性成分银杏酸，引起头晕呕吐等不良反应。因此想用银杏叶防治疾病，还应在专业医师、药师指导下选用合格的银杏叶制剂。

银杏叶制剂

目前，可在国家药品监督管理局官网查询到的相关药品共155条记录。其中包括147种国产药品和8种进口药品，主要包括：银杏叶或银杏叶提取物片剂、口服溶液、颗粒、滴丸、胶囊，以及银杏叶提取物注射液、舒血宁注射液、银杏达莫注射液等。

以上所有银杏制剂均含有目前被确证的发挥独特药理活性的有效成分，主要包括黄酮醇苷类化合物和萜内酯类化合物，且所含萜内酯类化合物即银杏内酯，迄今为止尚未发现存在于其他任何植物中。

服用银杏叶制剂需注意

银杏叶制剂被广泛用于冠心病、老年性痴呆、糖尿病引起的周围神经病变等慢性疾病的治疗。但是，患者在实际服药过程中仍然需要注意个体的用药后异常反应。

哪些人群需要慎用？

1）凝血功能障碍患者需慎用

因银杏叶制剂具有较强的活血化瘀作用，其中的银杏内酯可竞争性地与血小板活化因子（RAF）的膜受体结合，拮抗RAF，从而对血小板的聚集或黏附都具有抑制作用。

因此，凝血机制或血小板功能障碍患者以及孕妇、正处于生理期的妇女及有出血倾向者应慎用。

此外，过敏体质者、心力衰竭患者、严重心脏疾病、肝肾功能异常患者也应慎用。

2）中老年人应慎用

中老年人的身体器官功能开始减退，吸收、分布、代谢和排泄功能均有所减退，他们自身合并疾病多且杂，可能由于多种疾病并存使药物在体内的过程愈加复杂，也会增加不良反应发生的风险。

与哪些药物不宜合用？

(1) 抗血小板药物（阿司匹林、氯吡格雷等）或抗凝药物（华法林等）与银杏叶制剂合用可能增加出血风险。

(2) 银杏叶制剂中银杏内酯对肝药酶 CYP3A4 有诱导作用，加速抗癫痫药物丙戊酸、卡马西平等的代谢，降低药物疗效，易诱发癫痫。

(3) 银杏叶制剂中黄酮类成分对肝药酶 CYP3A4 有抑制作用，可抑制硝苯地平等的代谢，易导致不良反应发生。

(4) 银杏叶制剂对肝药酶 CYP2C19 有诱导作用，增强奥美拉唑等药物的代谢，使疗效明显降低。

文/药剂科　**周芳妍**

我明明喝的是无糖可乐，为什么更胖了？

一罐 330 ml 碳酸饮料的热量大约是 153 大卡；一瓶 500 ml 碳酸饮料的热量大约是 215 大卡……最近几年我们在便利超市不难发现无糖的甜味饮料越来越多，而且能量还是"0 热卡"，有些肥胖和减肥人士把它们当成了"救星"。

这些很甜的"快乐肥宅水"真的是 0 热卡吗？

普通含糖饮料的配方中甜味来源是果葡糖浆、白砂糖等成分，这些成分都含有很高的热量。0 热卡饮料的甜味来自人工合成的甜味剂，俗称代糖。例如阿斯巴甜（含苯丙氨酸）、安赛蜜、蔗糖素（其中阿斯巴甜，安赛蜜，蔗糖素都是人工合成的甜味剂，也就是"代糖"，不属于糖类。）

这类代糖的甜度是白砂糖的几百倍，也就是说本来要在饮料里加 10 克的糖，现在仅仅需要 0.05 克就可以达到一样的甜度。

0 热卡的饮料，它的确热量低。阿斯巴甜、安赛蜜，蔗糖素是无害的，并在食品行业中广泛使用。但它是否有利于减肥，目前科学界对此仍存在争议（主要针对长期食用）。有研究表明长期摄入人工甜味剂，变胖的风险或许反而会越高。

0 热卡的饮料是不是有利于减肥呢？会对身体有害吗？

长期摄入阿斯巴甜等的人工甜味剂后，大脑中多巴胺对甜味的感知更加强烈，使得身体对甜味和能量摄入之间的联系减弱，影响饮食行为（比如吃得过饱），从而增加体重。简单来说，就是你喝完后可能让你觉得更饿、食欲更好、吃得更多。

也有流行病学的研究发现，肥胖的人长期摄入阿斯巴甜，会影响机体葡糖糖耐受性；增加患 2 型糖尿病风险。长期摄入人工甜味剂，也会破坏人体肠道菌群，使得机体葡萄糖代谢发生紊乱，甚至有研究发现长期食用阿斯巴甜会引起肝脏损伤和脂质代谢紊乱。

文/临床营养科 卞冬生

妊娠糖尿病准妈妈能吃汤圆吗？医生教你孕期合理饮食！

阖家团聚的时候，总少不了一碗热气腾腾的汤圆。那么怀孕的准妈妈们，特别是不巧被诊断为妊娠期糖尿病的准妈妈们，到底可不可以吃汤圆呢？

妊娠期糖尿病（Gestational Diabetes Mellitus，GDM）：是指妊娠期间发生的糖代谢异常，不包括妊娠期首次发现且血糖升高已经达到糖尿病标准的情况。

妊娠期糖尿病与普通糖尿病一样，是您身体使用糖的方式受到破坏的一种疾病，是特定发生在一些怀孕女性中的一种糖尿病类型。

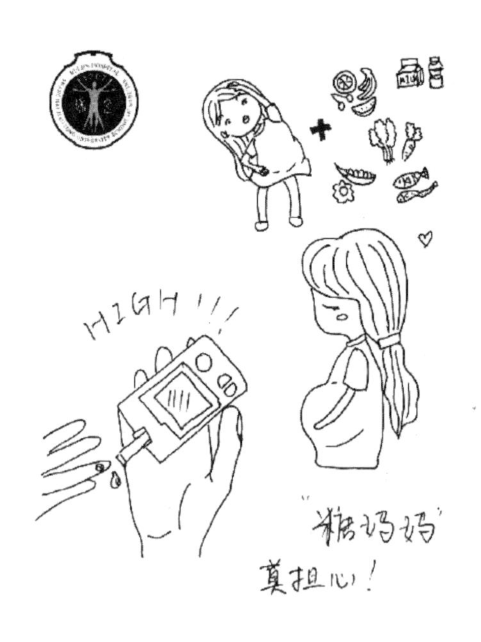

妊娠期糖尿病会对母亲及胎儿造成什么影响呢？

对孕妇的影响：妊娠期糖尿病的孕妇发生血糖紊乱、妊娠期高血压、孕期以及产后感染的概率会增加。

对胎儿的影响：妊娠期糖尿病的孕妇发生巨大儿的概率高达25%～42%。胎儿生长受限(FGR)发生率为20%左右。妊娠早期高血糖有抑制胚胎发育的作用，导致孕早期的胚胎停止发育，甚至造成流产。

对新生儿的影响：新生儿低血糖，新生儿脱离母体高血糖环境后，血液中的胰岛素仍处于高水平。若不及时补充糖，易发生低血糖，严重时将危及新生儿生命。

妊娠期糖尿病如何进行饮食控制？

妊娠期饮食控制的目标是既要保证和提供孕妇的热量和营养需要，又要避免餐后高血糖的发生，以保证胎儿的正常发育。

怀孕早期所需热量与孕前大致相同，孕中期以后，每天热量需要额外增加200 kcal，其中糖类占50%～60%，蛋白质20%～25%，脂肪占25%～30%。具体换算结果如下：豆制品50克/天，肉类100～200克/天，蔬菜400～500克/天，水果100～200克/天，五谷类食物300～500克，油脂类<25 g/天，需要注意的是，不能用水果代替蔬菜。但也需要注意避免过分控制饮食，以免营养摄入不足导致胎儿生长受限。

妊娠期糖尿病如何选择水果呢？建议尽量选择血糖指数低和糖分低的水果。可选择苹果、柠檬、西柚、橙子、樱桃；尽量少食西瓜、菠萝、椰子、荔枝、榴莲、葡萄、甘蔗。

到底妊娠糖尿病的准妈妈能不能吃汤圆呢？

其实，看到这里，大多数准妈妈心里已经有答案了。

汤圆包含两部分，皮是淀粉类为主的面粉，馅是芝麻、枣泥、五仁等含糖量较高且高GI(血糖生成指标)的成分，有些地区会选择咸味肉馅的汤圆，还有酒酿圆子，这些都是容易快速升高血糖的食物。我们经过计算，得出以下结论：

以某品牌黑芝麻汤圆为例，主要配料为白糯米粉、黑芝麻、白砂糖、淀粉

(均是糖类),一盒共 10 个(共 200 g),约 72 kcal/个。鲜肉汤圆一个约 50 kcal,那么按照一天额外增加 200 kcal 的热量来说,6 个黑芝麻元宵就足够抵一天的额外热量需求。

在食用汤圆后,建议不要久坐,可以适当站立或散步,以消耗部分快速升高的血糖。

文/妇产科 许啸声

6

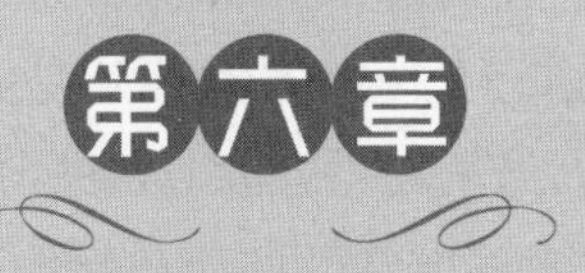

家庭用药宝典

海淘“儿童特效药”可能含有禁用成分?!

在平时的门急诊工作中,医生难免会碰到使用海淘药物的家长,并且海淘药物这两年有愈演愈烈的趋势。为什么家长们那么喜欢海淘药?舶来品的效果就真的那么好吗?瑞金医院儿内科周莹医生在朋友圈征集大家最常用的海淘药物,做了成分分析,结果却让人大吃一惊。

来自日本池田模范堂的面包超人系列很受家长欢迎。蓝色止咳化痰、红色退热综合、绿色感冒流涕,这三款糖浆包装可爱,味道可口,而且是非处方药,随手就能在日本街边的药店买到,因此深受家长欢迎。那么“超人同志”究竟是什么成分,可以如此有效?让我们一起来看周医生的详解!

初看到药物成分表的时候,周医生是震惊的,因为看到了“可待因”。CFDA(国家食品药品监督管理总局)曾发布了一份关于修订含可待因药品说明书的公告,其中指出“12 岁以下儿童禁用”;“对于患有慢性呼吸系统疾病的 12—18 岁儿童和青少年不宜使用本品”。早在这份公告之前,儿科处方“可待因”的机会就不多,大部分含有“可待因”的药物说明书都会指出 12 岁以下慎用,而新的公告直接就升级到 12 岁以下禁用,12—18 岁慎用!

剩下几个成分,都是比较常见的缓解咳嗽、咳痰等治疗呼吸道症状的药物。消旋盐酸甲基麻黄碱,能够减轻鼻腔黏膜充血(缓解鼻塞流涕),扩张支气管(止咳平喘),临床上最常见的副作用是精神兴奋及心跳加速;愈创木酚甘油醚,常用的化痰药物,能够稀释痰液,使痰液更容易咳出;马来酸氯苯那敏也就是“扑尔敏”,第一代抗组胺药物,能够缓解鼻塞流涕等卡他症状,但是也有比较明显的中枢抑制作用,服用后可能会出现嗜睡、精神不佳等表现;最后一个天竺子流浸膏也是主打镇咳的。

所以,综上这些成分,蓝色的面包超人主要针对的症状就是咳嗽、咳痰、流涕、鼻塞,是复方成分并且含有中枢镇咳药物,作为非处方药物,还是有一定的危险性，各位爸爸妈妈还是应该谨慎使用。

和蓝色的相比较，红色的面超没了止咳的“可待因”，没了化痰的“愈创木酚甘油醚”，多了一个“醋氨酚”，这个是啥？其实说白了，就是“对乙酰氨基酚”，通常被称作“泰诺林、扑热息痛、必理通”，经常海淘的家长肯定见过“panadol”，也是这成分，主要是用来退热的。

所以，红色的面包超人，可以退热（醋氨酚），可以止咳（麻黄碱），可以缓解鼻部症状（麻黄碱、马来酸氯苯那敏）。

绿色版本上面写了两个大字，“鼻炎”！结果就导致很多家长以为绿色是治疗鼻炎的（过敏性鼻炎）。但是一看成分，除了最后一个类似中草药的“甘草”，其他两个成分在刚才都分析过了，一个是抗过敏药物（马来酸氯苯那敏），一个是减充血剂（麻黄碱），确实是针对鼻部症状的，但是却不建议长期使用。所以，分析下来，这款绿色面包超人标榜的“鼻炎”，应该是急性鼻炎，也就是感冒引起的鼻部症状，顺带可以稍稍缓解咳嗽症状。

其实，生病都是一个漫长的过程，宝宝生理上受苦，家长们心理上煎熬，为了宝宝快点好起来，只要别人说有效果的药，都愿意去尝试。但是，药物的副作用千万不能忽视！今天提到的这三个药物，都是复方制剂，医生建议，对于所有的复方药物，都需要谨慎对待，一不小心，可能就会重复用药，造成副作用翻倍。

文/儿科 **周莹**

糖友用药千万别掉到这些“坑”里

在我国，2 型糖尿病的发病率逐年升高，对糖友们来说，合理使用药物很重要。在信息过剩的今天，大家知道得更多了，疑惑却并没减少，而且很容易被带偏，特别是在这些常见且重要的问题上很纠结，比如：血糖降了，药量也要跟着降吗？只关注血糖就可以了吗？长期服药，上瘾了怎么办？长期用药，会增加肾脏等器官的负担吗？到底要不要用胰岛素治疗？

糖友们，下面这些“坑”，千万别踩。

随意减量停药

糖尿病是一组以胰岛素相对或者绝对缺乏导致慢性血糖升高，引起机体各项代谢障碍的疾病，这是一个可控可防、但不能治愈的疾病，属于慢性非传染性疾病的范畴。因此，糖尿病的治疗目的不是治愈，而是减少并发症、延长寿命以及改善生活质量，所有治疗都需要持续终生。

糖友们注意了，仅凭单纯血糖数据的改善，并不能随意改变治疗方案，更不能轻易停止或是减少药物的使用剂量。

唯血糖论

首先，长期良好的血糖控制很重要。因为这能够极大减少高血糖带来的微血管、视网膜、肾脏以及神经病变的发生率。

但是，糖友们仅仅管理血糖是不够的——2 型糖尿病患者的第一杀手是心血管疾病，其中以心肌梗死最为致命。因此，糖友们不仅要管理血糖，还要控制血压、血脂，并关注自己的凝血功能，通过多项代谢指标的共同管理，才能获取最大收益。

药物成瘾论

糖尿病药物是否会成瘾，是医生在门诊经常被问到的问题。成瘾性是滥用药物的后果，指习惯于摄入某种药物而产生的一种依赖状态，撤去药物后可引起一些特殊的症状即戒断症状，而不是原有疾病加重。

任何慢性疾病的长期治疗都可以认为依赖药物，但是不能认为是成瘾。好比人依赖食物，腿脚不便的人依赖拐杖一样。因此，所有的糖尿病患者需要一定的药物控制血糖，但是停止药物后除了血糖会升高之外，并不会出现戒断症状。所以糖尿病治疗是不会“上瘾”的。

二甲双胍伤肾论

糖尿病治疗以延长生命、改善生活质量为目的，药物治疗的安全性非常关键，每一种药物在上市之前都需要完成 1 期至 3 期的临床研究，以全面评价药物的安全性和疗效，因此上市的药物一般不会产生明显的肝肾损伤。

二甲双胍在所有的临床研究中都显示了良好的安全性和有效性，并且对于心血管疾病有良好的预防作用。对于肾功能不全的糖友来说，则需遵循医嘱合理使用二甲双胍。

胰岛素能不打就不打

不同治疗手段的降糖机制是不同的，要根据具体情况而定。由于糖尿病患者是缺乏胰岛素的，为了保存残余的胰腺功能，需要在一定时间使用补充胰岛素治疗，帮助控制血糖。有研究表明，在 2 型糖尿病初发之时，使用胰岛素后，恢复了部分的胰岛功能。

不过，胰岛素使用会使低血糖、体重增加的风险增加。因此是否使用胰岛素治疗，务必要听取医生的建议，找到更合理的方法。

贵药就是好药

很多患者都认为药物价格越贵，药就越好。其实，药物没有好坏之分，要因时、因人而异。比如上文提到的二甲双胍在糖尿病治疗中具有“王者地位”，价格也较为便宜。较新的药物，如胰高糖素样肽类似物价格较贵，也确实具有减重、减少心血管事件的作用。

总之，药物无所谓价格如何，能够使用最低的价格获得最大的临床获益，才是最好的治疗方案。

糖尿病，尤其是2型糖尿病的治疗和管理并不简单，需要糖友们获取正确的知识、辨别错误的信息、坚持正确的治疗方案，才能更长久地享受美好生活。

文/内分泌与代谢病学科　苏颋为

什么都能网购的时代，这个可不能网上随便买

近期，有报道九江一名女子为了缓解痛经，于是在网上购买了大量的秋水仙碱，服用后中毒，继而引发多器官功能衰竭（MODS），最终因抢救失败而死亡。

秋水仙碱属于处方药，临床上主要用于急性痛风的治疗，对于一般的疼痛、炎症和慢性痛风则无效，且有着较强的毒性，可引起胃肠道不良反应、骨髓抑制、肝肾损害等不良反应。

该患者在网上购得药品，并无医生的处方，适应症也并不相符，秋水仙碱并不能用于治疗痛经。而用量上，200 片更是离谱，最终导致了悲剧的发生。

这样看来，在互联网上网购药品虽然方便，但却存在着诸多隐患。药品是一种特殊商品，用药得当可以发挥相应治疗作用，用药不当则可能对患者造成非常大的伤害。

中国每年因为用药而健康受损的人达到 250 万，其中“药源性致死”的达到 20 万人，是全国交通事故死亡人数的 2 倍，这数字是不是很触目惊心?!

那么现在我们先来了解一下药品的相关知识吧。

处方药

具有处方权的医生开具处方后才可以购买、使用的药物是处方药。包括新上市的不良反应尚待观察的药品、存在依赖性的精麻药物、可产生耐药性的药物（如抗菌药物）、对身体有一定毒性的药物（如抗肿瘤药物）等，均需在医生、药师的指导下使用。处方药只可在专业性的医药报刊、杂志上进行宣传，不允许在大众传播媒体上进行广告宣传。

非处方药

非处方药又被称为“可在柜台上买到的药物”(Over The Counter，简称OTC 药物)。患者可以根据自身情况自行购买和使用。分为甲类 OTC 药物和乙类 OTC 药物。甲类 OTC 药物(红底白字的标志)可在医院、药店等处销售，并在执业药师指导下购买和使用。乙类 OTC 药物(绿底白字的标志)除了可以在医院、药店销售之外，还可在食品药品监督管理部门批准的超市、宾馆、百货商店、电商平台等地方销售。

OTC 药物一般是临床上长期使用，安全性相对较高的一些药物。具备安全、有效、方便、稳定的特点，多用于一些常见疾病的治疗如感冒、咳嗽、消化不良、发热等。

患者购买非处方药物，使用一段时间后，症状若未改善应当及时就医，比如退烧药服用 3 天后，仍有发热现象就需要及时就医治疗。

患者自行购买处方药服用，存在着较大的安全隐患，可能有损健康甚至危及生命。

(1) 患者所患疾病与所购处方药的适应症可能不符，这不仅会延误疾病治疗，甚至可能导致病情加重。

(2) 网上自购处方药，缺乏相关的药学专业指导，药物的剂量上或高或低，尤其是治疗窗狭窄的药物，可能会引起药物中毒或药效降低。

(3) 处方药往往都存在一些禁忌症，比如，利巴韦林可致畸胎，孕妇禁用。

(4) 不同药物之间、药物与食物之间也可能会存在相互作用，例如失眠患者在服用安眠药的同时饮酒，可能会使中枢抑制作用加强，引起昏迷甚至死亡。

(5) 控缓释剂型的药物，不能像普通片剂一样掰开、压碎或嚼碎服用，否则可能会引起药物“突释”，导致血药浓度过高而诱发中毒。对于特殊装置的药品，应仔细阅读使用说明与注意事项，正确地使用。

另外，还需提醒谙熟网络的网民们，网购虽然方便，但鱼龙混杂、难辨真伪。

某些网店为了一己私利，在患者无医生处方的情况下仍会向患者出售药品。大约只有 10% 左右的网店会要求患者上传医生处方，但即使是这

10%仍有“打擦边球”之嫌。而这些网店也会因缺乏专业药师对患者进行用药指导，而致患者出现诸多不合理、不安全用药的情形。

非处方药物安全性相对较高，患者可以自行判断购买，但仍可能发生不良反应；而擅自购买处方药且不合理使用往往会危害身体健康与生命安全。

这绝非危言耸听，上面提及的“秋水仙碱”恶性事件就足以敲响警钟。

文/药剂科　**石浩强**

又一个“老牌退烧药”儿童禁用！宝宝感冒发烧究竟如何用药？

2018年5月23日，国家药品监督管理局发出了关于修订柴胡注射液说明书的公告。公告指出：根据药品不良反应监测和安全性评价结果，为进一步保障公众用药安全，国家药品监督管理局决定对柴胡注射液说明书增加警示语，并对不良反应、禁忌、注意事项等进行修订。

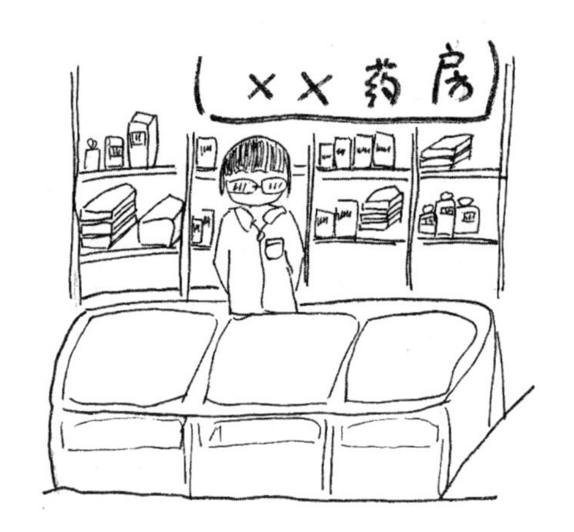

最受关注的是，修订内容中明确指出“儿童禁用”！

柴胡注射液，可是老牌的中药退烧药物，临床上用于儿童退烧也常见，此次为何强调“儿童禁用”？

柴胡注射液的临床使用已有七十多年的历史。成分为单味中药——柴胡。临床上主要用于治疗普通感冒、流行性感冒、疟疾等引起的发热，也就是老百姓常说的中药退烧针。此外，柴胡注射液还可以用于治疗寻常疣、银屑病、单纯疱疹病毒性角膜炎、流行性腮腺炎等疾病。

多年的“老药”有啥副作用？

柴胡的临床疗效是肯定的，但其可能产生的不良反应也越来越受到大家的关注。据不完全统计，注射柴胡后，轻者可引起头晕、恶心、呕吐、腹泻，重者可引起过敏性休克、急性肾衰等。

多种原因引起不良反应

（1）药材本身：各厂家使用的原药材产地不同，质量参差不齐，疗效也就各不相同，当然药品的安全性也存在着一定差异。

（2）患者本身：柴胡注射液不良反应的发生与患者的体质相关，也就是说存在明显的个体差异。事实上如果患者有用药过敏史，尤其是老人、儿童、体弱者就更加容易诱发不良反应。

（3）说明不详：柴胡注射液原来的说明书过于简单，尤其是缺乏对临床应用安全性的指导性意见，可能导致临床应用不规范。

例如：不良反应、禁忌、注意事项等栏目均为“尚不明确”；药物相互作用栏为“尚无本品与其他药物相互作用的信息”；用法用量栏为“肌肉注射，一次 2～4 ml，一日 2 次”，并未对儿童、孕妇、老年人等特殊人群给出明确的用法、用量方案。

是不是“好药”？看这两点！

一是临床效果一定要明显，从这一点上说可能老牌中成药柴胡的退烧作用毋庸置疑。二是不良反应可控，即药物的不良反应应该在已知和可控的范围之内，不良反应未知就代表着隐患，可能积聚且后续会对人体产生伤害，所以从这种意义上说，如药物的不良反应轻微且患者能够耐受，这些药仍旧是“好药”。

宝宝感冒发烧还有这些药！

一般体温超过 39℃，或者发热伴随着肌肉酸痛、头痛时，可以服用布洛芬或者对乙酰氨基酚这两种药物进行退热止痛。布洛芬和对乙酰氨基酚这两种药物的安全性还是很高的，使用年龄分别是 6 个月以上和 3 个月以上。小于以上年龄范围的，还是要咨询医生后再用。

但是，当存在肝脏疾患时不宜使用对乙酰氨基酚，而肾功能异常或者患水痘时，也不宜选用布洛芬。牢记，孩子不能用阿司匹林进行退热（除诊断为川崎病以外），这可能导致孩子中枢神经系统和肝脏的急性损伤。

海淘药有必要吗？

目前网购、海淘越来越时髦，也有很多年轻的父母给孩子海淘各种退热药，或是出国旅行时从国外带回各种感冒药。其实大可不必，因为各国的退热药、感冒药中的退热成分几乎就两种，不是布洛芬就是对乙酰氨基酚，没有差别。如果你自己都搞不清楚买的什么成分的药，那么孩子吃错药，尤其是同时服用感冒药和退热药时。过量用药的风险就非常大，所以，没有必要海淘药物！

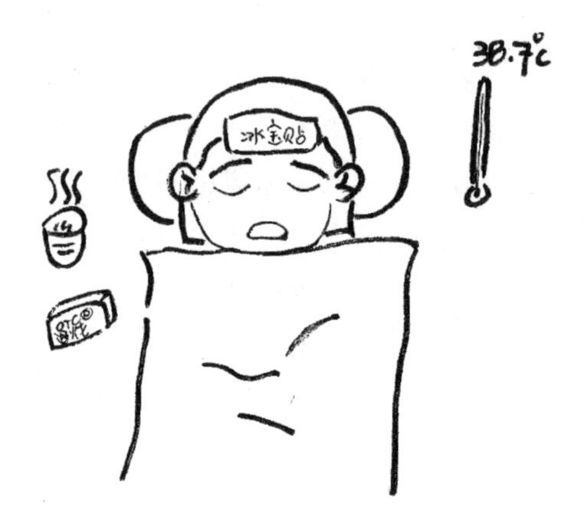

其他的有效降体温的方法

发热时衣物要穿得薄些，利于散热，不要去捂，尤其是对于小婴儿而言，否则很可能使体温进一步升高。

一些物理降温的方法也可以选用但作用有限，包括温热的湿毛巾擦身体、夏天利用空调降低室内温度、淋浴（水温和体温相当，或低 1～2℃）等，但前提是孩子感到舒适且愿意。另外，不能用酒精擦身对孩子进行物理降温，酒精会经皮肤吸收而导致孩子中毒。

文/药剂科　石浩强　儿科　肖　园

据说家家都备了这种药，你真的吃对了吗？

头孢菌素类抗菌药物，具有毒性低、抗菌活性强、过敏反应少等优点，是临床上常用的抗菌药物，且适用于老人、儿童、孕妇、哺乳期妇女及肝、肾功能不全的特殊人群。可是你知道吗？目前很多人都对头孢存在“误解”，乱用头孢不仅效果不好，甚至发生危险。

争奇斗艳的五代头孢菌素

自从头孢菌素问世以来，经过不断的结构添加、修饰、改造，目前其家族成员已有五代。不同代别的头孢也针对不同病症。

第一代头孢菌素有头孢氨苄（先锋四号）、头孢唑林（先锋五号）、头孢拉定（先锋六号）等。主要用于轻或中度呼吸道感染、尿路感染、皮肤感染、关节炎、妇科感染等，其中头孢唑林还可用于中度感染和敏感菌所致的严重感染。

第二代头孢菌素的代表性药物有头孢呋辛、头孢克洛、头孢孟多、头孢替安、头孢丙烯等，多用于呼吸道、肠道、胆道、尿路、软组织、骨关节、妇科感染等。

第三代头孢菌素主要有头孢哌酮、头孢噻肟、头孢曲松、头孢他啶等，其中的代表性药物头孢曲松（罗氏芬）还易于透入脑脊液中，可用于重症耐药菌、严重威胁生命的革兰阴性杆菌、厌氧菌的感染治疗。临床上主要用于敏感菌所致的严重感染，如败血症、脑膜炎、肺炎、铜绿假单胞菌所致感染等，且为大肠杆菌和克雷伯肺炎感染的首选药物。

第四代头孢菌素主要有头孢匹罗、头孢唑南、头孢吡肟等，可用于难治的严重感染，如呼吸道、泌尿道、胆道、败血症等。

第五代头孢菌素的拳头产品头孢吡普由瑞士巴塞利亚公司开发，2008

年 6 月 30 日获准在加拿大上市。是全球首个抗 MRSA 的头孢菌素类抗菌药物，目前在我国的临床使用上还甚少。

合理、安全地使用头孢菌素

头孢菌素虽然也有可能导致过敏性休克，但是 2015 版《药典》中并没有规定头孢菌素类药物使用之前必须作皮试，临床上一般遵循以下 3 项原则：

(1) 青霉素阳性的患者尽量避免使用头孢菌素。

(2) 青霉素阳性的患者如不得不使用头孢菌素，必须以原液稀释后作皮试。

(3) 由于头孢菌素存在着交叉过敏的可能性，对于出现过青霉素过敏性休克或者某种头孢菌素过敏的患者，则禁用其他的头孢菌素。

头孢菌素属于“时间依赖性抗菌药物”，即：药物浓度在一定范围内与杀菌活性有关，但当杀菌速率达到饱和状态后，药物浓度继续升高，其杀菌活性及速率并无明显改变。所以头孢菌素以一天多次给药最为适宜，如果一天一次给药不仅不利于有效血药浓度的维持，甚至有可能出现严重的肾脏毒性反应，例如血尿。唯一例外的品种是头孢曲松，因其半衰期非常长，可以一天一次给药。

2015 版的《抗菌药物临床应用指导原则》中将头孢西丁、头孢米诺、头孢美唑单列为头霉素类，能够较好地对抗厌氧菌，目前临床上使用十分广泛，但建议不与甲硝唑、奥硝唑等硝基咪唑类抗菌药物配伍，有重复用药的嫌疑。

部分头孢菌素，如头孢哌酮、头孢拉定、头孢曲松等，与酒精同用，可出现面部潮红、视物模糊、恶心、呕吐、头痛等症状的“双硫仑样”毒性反应。因而在使用头孢类药物期间或者停用后的 7 天内应注意避免饮酒或者食用含有酒精的药物、食物、饮料等。

头孢家族，争奇斗艳的五代成员，其神奇之处在于不一定是代次越高临床效果就一定越好。而头孢菌素问世 50 多年来，一直以高效、低毒、适用范围广而著称于世。抗菌药物本生就有“双刃剑”的属性，用得安全合理才是临床利剑。

文/药剂科 **石浩强**

来看看临床药师的春节旅行必备小药箱！

春节在家，不少人都有三十、初一热闹，初二、初三闲聊，初四、初五无聊的过节体验。作为一年当中为数不多的长假之一，这样度过未免浪费。因此，越来越多的人选择旅游跨年，北方人南下避寒、南方人北上看雪。

不过虽然旅途令人身心愉悦。但是由于舟车劳顿或者水土不服，有时可能会身体不适，给原本愉悦的旅途平添了一丝阴霾。一旦生病，人生地不熟，一时间很难找到对症的药品。

因此，建议出发前未雨绸缪，准备好一个小药箱。

晕车药

对于容易晕车、晕船的旅行者而言，晕车药需要常备。

常用的晕车药有苯海拉明、茶苯海明（晕海宁）、东莨菪碱等，一般在乘坐前半小时左右服用。以最为常用的茶苯海明为例，每 4 小时服用一次，一日服用 4～6 次左右。

晕车贴的凝胶层里含有薄荷等天然植物萃取成份，能醒脑提神，应该在出发前 2～4 小时左右外贴，且贴于耳垂根部的后凹处，药效时间可持续 72 小时。

因此，行程较短时可口服晕车药，若行程较长则使用晕车贴较为方便。

特别提醒，晕车药有可能引起眼部的不良反应，故青光眼的患者在用药时应格外慎重。

抗感冒药退烧药

常用药物有酚麻美敏（泰诺）、布洛芬（芬必得）、对乙酰氨基酚（日夜百服咛）等。

切记：普通感冒一般是自限性疾病，若症状较轻则无须药物治疗，多休息、多喝水、清淡饮食，通常几天后症状会减轻，5～7天可自行康复，但当感冒症状较重影响日常时则需要服药。

对于发热患者，一般在发热38.5℃以上才需要使用退烧药，用药时间间隔为6小时左右，连续使用3天未有缓解需及时就医，38.5℃以下多采用物理方式降温，例如暴露肢体、温水擦浴、冷毛巾湿敷等。

抗过敏药物

过敏反应在旅途中也较为常见，有过敏史的患者需要尤为小心，应在小药箱中备好抗过敏药物。目前常用的抗过敏药物有氯雷他定（开瑞坦）、阿司咪唑（息斯敏）、西替利嗪等，最好携带两种以上作用机制不同的抗过敏药物，在服用一种无效时，还可以换用其他药物。

注意抗过敏药物有引起嗜睡的可能，且在出现严重的过敏反应时应及时就医治疗。

外伤用药

外出旅行时，有时可能会因碰撞、跌倒等意外而出现外伤，一些用于外伤治疗的药物也应提前备好。常用的有创口贴、苯扎溴铵、云南白药等。苯扎溴铵可用于伤口的消毒，而云南白药对因跌打、创伤导致的出血有很好的治疗效果。此外，还可以备一些止痛药，例如散利痛、西乐葆等，以缓解外伤所引起的疼痛。

胃肠道用药

人在旅途，由于气候、食物、水土等因素的影响，往往容易引发胃肠道疾病。可预备蒙脱石散（思密达）、黄连素、口服补液盐（ORS）、整肠生等防止腹泻；预备多酶片，多潘立酮（吗丁啉）等用于消化不良；预备颠茄片防止胃肠道痉挛疼痛；预备胃复安防止恶心、呕吐等。

安眠药

旅行时，良好的休息十分重要。为了预防失眠，可以准备一些安眠药，如氯硝西泮、阿普唑仑、佐匹克隆、唑吡坦等。不过在服用安眠药时需避免喝酒，以免加重其中枢抑制作用，发生危险。还有若在半夜醒来最好不要再追加药物，以免药量过大而抑制呼吸及中枢。

其他药物

心血管疾病患者、糖尿病患者、哮喘患者、患有其他慢性疾病的老人等，应带上常用相关药物，按照医嘱定时服药，千万不能忘记。

糖尿病患者还应随身携带一些糖果，以免出现低血糖。

对于孩子而言，旅行时用药更应注意药物的品种、剂量、规格，谨遵医嘱及说明书使用。

孕妇用药更要谨慎，应尽量咨询专业人士之后再用药。

另外，还应检查药品的有效期，过期药品不能用；谨慎存放，避免孩子误用；了解药物的储藏条件；不要将药品外包装拆除后混放，以免混淆等等。

春节团聚，不仅要和和美美，更应注意健康和安全，特别是出门旅行，更应做到有备无患，这样才能更加安心地享受美景美食。

文/药剂科　**石浩强**

达菲真是抗感冒“神药”？

最近天气寒冷感冒患者增多，加上流感爆发，达菲这一药品成了“抢手货”。不少患者认为这是个抗病毒的“神药”啊！但达菲究竟应该怎么服用？达菲的效果到底好不好？小孩是不是能用呢？感冒了就吃达菲吗？这些问题让很多人困惑。

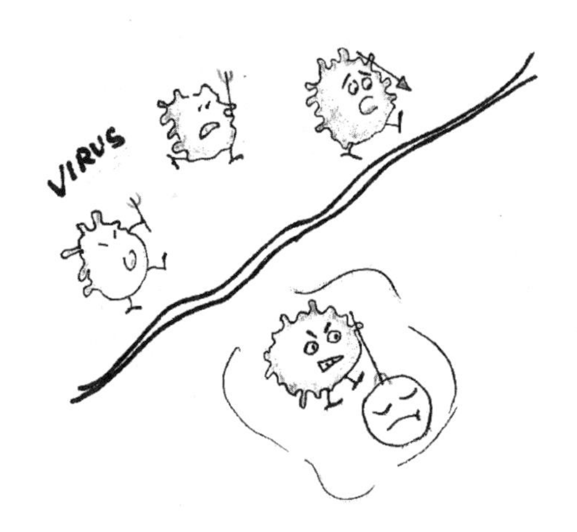

达菲是种什么药？

达菲是药物的商品名，其化学名是奥司他韦。奥司他韦作为一种抗病毒的神经氨酸酶抑制剂，可以减少或阻断流感病毒的传播，在流行性感冒早期使用，尤其是发作的 48 小时内使用，可有效抑制流感病毒的活性，减轻病情，缩短病程，确实是好药，但“神药”之名，似乎言过其实。

达菲真的是药到病除的“神药”吗？

随着今年流感的肆虐，很多地区出现了达菲供不应求的情况。但是，达菲真的能包治感冒，药到病除吗？事实上，任何“神药”都要在正常的适应证下合理、安全使用才能发挥其药效，使用达菲要注意以下事项：

达菲只适用于甲型和乙型流行性感冒，患者应在首次出现症状的48小时内服用；对于普通感冒并不适用！

流行性感冒主要表现为发热、头痛、肌痛和全身不适，起病后体温可高达39～40℃，伴有畏寒、寒战，多伴全身肌肉关节酸痛、乏力、食欲减退等全身症状，常有咽喉痛、干咳，伴有鼻塞、流涕、胸骨后不适等。而普通感冒往往没有全身性症状，也不出现高热，应予以区分。

达菲用于普通感冒弊大于利！达菲使用后可能出现一些药物的不良反应。

目前报道的主要不良反应有：恶心、呕吐、头痛、眩晕、胃肠道反应等，其中尤其值得注意的是服用药物后出现的神经幻觉反应。有报道称日本卫生厅收到的1 000例达菲的不良反应中，不常见的各种行为怪异占了128例，且主要发生在10～19岁年龄段，估计可能与其神经氨酸酶抑制作用有关。

而美国FDA提醒：此类严重的不良反应并不常见，但出现时可能导致患者的意外受伤。服用达菲的患者应该受到密切的监护，如果患者在服用达菲后出现异常行为，家人应立即与医护人员联系。另外，部分甲型流感病毒株对奥司他韦的敏感性已经悄悄下降了。

达菲可以和中成药一起服用吗？

有些患者在服用达菲的同时，会同服莲花清瘟胶囊、抗病毒口服液、清开林胶囊等常见的抗病毒中成药。根据目前少量的文献报道，此类合用，对抗流感的总有效率会有所提高且缩短了病程时间。但由于是小样本统计，还缺少更多的佐证，因此在药物合用上仍需谨慎。

大多数中成药有自己特定的适应范围，部分患者并不适宜使用中成药，如莲花清瘟胶囊就建议风寒感冒者、高血压、心脏病患者、严重肝肾功能不全、年老体弱及脾虚便溏者等慎用。所以联合服用达菲与中成药并不适用于所有患者，服用需谨慎。

达菲的使用小贴士

奥司他韦（达菲）成人75 mg，每日2次。1岁及以上儿童需根据体重给药，每日 2 次，体重小于 15 kg 的，每次 30 mg；体重在 15～23 kg 之间的，每次 45 mg；体重在 24～40 kg 之间的，每次 60 mg；体重大于 40 kg 的，每次 75 mg。

肾功能不全的患者在使用奥司他韦时，应当相应地调整剂量。奥司他韦有适合儿童服用的颗粒剂型(可威)，每袋 15 mg，相较于胶囊剂，儿童服用更为简便，分剂量也更为方便，且不会出现吞咽困难的问题。

其实药物的治疗就是“以全盖偏”的过程，也就是以药物的治疗效果去对抗机体所产生的偏差，但往往又可能引发新的偏差，即药物的不良反应，所以药物的不良反应与治疗效果同样存在，药物的选择是权衡利弊的结果，只有利大于弊时才是临床的最佳选择，才是患者的福音。药物，只有临床效果明显，不良反应轻微可控，方可称之为“好药”！合理、安全用药的关键点就是凸显药物的临床效果而尽可能控制其不良反应。

就达菲而言，确实在流感的治疗上有其先进、靠谱的一面，但盲目崇拜，非理性追逐却会遗患多多。世间本来就没有“神药”一说，合理、安全用药才是永恒的临床主题，才是我们应该始终追逐的目标。

文/药剂科　**石浩强**

藿香正气水加头孢服用会致命？

天气炎热，藿香正气水成为不少人的祛暑良药。而日前，微信上却流传着“藿香正气水和头孢一同服用，会马上丧命”的说法。这让很多人心生惶恐，甚至将藿香正气水视为毒药，真的有这个必要吗？

双硫仑样反应，严重者会导致死亡

藿香正气水中含有酒精成分，在体内代谢后产生乙醛，而头孢类药物会抑制乙醛在体内的代谢，造成乙醛的蓄积，刺激交感神经，引起中毒，严重时可诱发急性肝损伤、呼吸骤停甚至死亡。这也就是所谓的“双硫仑样反应”。

双硫仑原本是一种戒酒用的药物，服用后即使饮用很少量的酒，身体也会产生不适，从而达到戒酒的目的。它主要是抑制肝脏中的乙醛脱氢酶，使乙醇在体内氧化为乙醛后发生蓄积而产生一系列的理化反应，表现为面部潮红、眼结膜充血、头痛、头晕、恶心、呕吐甚至呼吸困难、急性肝损伤，惊厥、死亡等。所以，当服用头孢类药物的同时服用含有酒精的藿香正气水，就很容易出现中毒反应。

多种药物及食物含乙醇，与抗菌药物混用需谨慎

除藿香正气水外，十滴水、棕色合剂（甘草合剂）等也含有乙醇；一些中草药在炮制时，需要用酒精加强药性，还有一些中草药的有效成分需要以酒精为溶媒，这些药物与抗菌药物、抗凝药物等同服都会导致乙醛蓄积；此外，一些食物如酒心巧克力、乳酪、动物肝脏等也含有一定量的乙醇，如果与某些抗菌药物如头孢菌素（头孢西丁、头孢呋辛、头孢哌酮、头孢曲松等）、甲硝唑、奥硝唑、呋喃唑酮、酮康唑、华法林等混合使用，也会产生“双硫仑样反应”。

需要注意的是，对于超敏的患者，或者老人、儿童等体质较弱者，在服用

头孢类抗菌药物时，即使是外用擦拭酒精降温或者消毒，也有可能引起“双硫仑样反应”。

同时服用需及时就医

“双硫仑样”毒性反应一般在用药后 15～30 分钟后发生，症状缓解需 4～12 小时，而完全恢复则需要 4～5 天。因“双硫仑样反应”起病急且危险，专家建议做到以下几点。

(1) 在服药期间，阻断一切酒精制品，禁止饮酒，从而避免降低药效，增加不良反应。

(2) 当药物混用出现不适反应后，患者需立即就医，进行吸氧、洗胃，以减少机体对乙醇的吸收；注射地塞米松、纳洛酮等，同时辅以葡萄糖、维生素 C 进行护肝治疗，一段时间后，症状大多可以缓解。

(3) 对于临床工作者而言，要有“双硫仑样反应”存在可能性的意识，并积极预防，减少漏诊、误诊，为百姓的身体健康保驾护航。

文/药剂科　**石浩强**

用药超时　加重病情

大家知道，用药治疗超过时程，不但不利于改善病情，还有可能导致病情加重。美国的《预防》杂志就曾经总结过几种用药超时可能加重病情的情况，在我国，以下几种情形的患者在用药治疗时，尤其应当注意避免用药超时。

含缩血管成分的滴鼻液会使人们在鼻塞时顿时感到通畅因而较为常用，常见的缩血管药伪麻黄碱、去氧肾上腺素、盐酸羟甲唑啉等。此类药物可使鼻黏膜血管收缩而缓解鼻塞症状，然而频繁使用却可致病情“反跳”加重，长期使用更会损伤鼻腔黏膜而引起药物性鼻炎，故含此类药物的滴鼻剂连续使用一般以不超过 5 天为宜，如果症状仍不缓解就需马上就医。

皮肤瘙痒时，人们常常会用到含激素成分的软膏来止痒，常用的激素有醋酸氟轻松、糠酸莫米松、氯倍他索、曲安奈德、氢化可的松等等。然而此类药膏初用止痒效果很好，久用后止痒效果却越来越差，甚至皮肤瘙痒发作更加频繁，长期使用还可导致皮肤萎缩、毛细血管扩张、色素沉着、继发感染等不良反应。一般外用含激素软膏推荐使用 1～2 周，不宜超过 4 周，如症状未有改善则应及时就医。不同部位的皮肤对外用药物经皮吸收也存在很大差异，因此在面部、颈部、眼周、阴囊、腋窝、腹股沟、股内侧、乳房等皮肤薄嫩部位应选择浓度低、弱效的激素类制剂，禁用强效、含氟的制剂。尤其是面部和腹股沟的皮肤瘙痒，宜就医治疗，不宜自行用药，否则可能会引起痤疮样疹、酒渣样皮炎等不良反应。

疼痛了，人们往往会用到 OTC 类的解热镇痛药来缓解不适，常见的镇痛药有布洛芬、对乙酰氨基酚、阿司匹林等。此类药物可缓解中等程度的疼痛如头痛、牙痛、偏头痛、神经痛等，而对于创伤性的剧痛和内脏平滑肌痉挛引起的绞痛则几乎无效。OTC 类的镇痛药止痛时，一般不宜超过 5 日。另外，此类镇痛药有剂量的“天花板效应”，即当药物达到一定剂量后，其镇痛效果不会随着剂量的增加而增强，但长期使用并不会产生耐药性与成瘾性。发热时，通常也会选用解热镇痛药来退烧，而此类药物宜在体温高于38.5℃以上时使用，且连续使用不宜超过3天，若症状无改善则应及时就医，以免延误病情。成人发热超过40℃（小儿39℃）可能会引起惊厥、头晕、抽搐的症状，需及时就医治疗。

对于用眼过度引起的结膜充血，眼睛发干，可用含有缩血管成分的滴眼液缓解眼部不适，如含萘甲唑林、羟甲唑啉的滴眼液。然而此类滴眼液久用可能会影响局部的血液循环，反跳性的加重眼结膜的充血症状。一般连续使用3～7天，若症状未有改善，应及时就医。眼干不适还可采用人工泪液来缓解，但若伴有炎症反应或泪膜破坏的干眼症状则需就医治疗。

过敏时，人们往往会选用抗过敏药物来改善症状，常用的抗过敏药物有氯雷他定、扑尔敏、西替利嗪等。此类药物一般连续使用不宜超过1个月，否则可能会产生耐药。在应用一种抗过敏药物治疗，症状未明显改善时，可换用其他作用机制不同的抗过敏药物。

人们在使用上述药物进行治疗时，应注意用药的时间，切忌不能超时用药。用药后症状并未有明显改善时，也不宜再长期用药，理智的做法是及时就医，查明病因，以免延误病情。

文/药剂科　**石浩强**

这么大的药片，碾碎了吃行不行？来看医生讲解最常犯的吃药误区！

生病了，要吃药，各类药品琳琅满目，形状质地也不一样！很多人遇到大药片咽不下，或者给宝宝吃药片，总喜欢碾压成粉末再吃！这样真的对吗？让我们一起来看看这其中的奥秘！

片剂，在临床上被广泛使用，有着剂量准确、携带方便、质量稳定、服用方便等优点。片剂被口服后，大部分在胃肠道崩解、释放、吸收后，进而发挥药效，一般会历经吸收、分布、代谢、排泄四个体内过程。

然而，不同的药片或者含有相同有效成分，不同厂家生产的药片，在外形上存在很大的差异，有的药片很大，有的药片则很小。

那么，药片为什么会有大有小？

药品的外包装上都会标有规格和剂量，但有时剂量大的药片反而没有剂量小的药片来得“大”，例如 100 mg 的拜阿司匹林外形上就没有 30 mg 的拜新同片剂大，这是怎么回事呢？

事实上，药物的规格剂量是指其所含有主药的量，而药片是由主药与辅料两部分组成的。主药是发挥药效的主要成分，而辅料一般是帮助主药成型，制剂成片剂时的添加剂，例如稀释剂、润滑剂、崩解剂、黏合剂等等。药片中究竟需要添加多少辅料、需要何种类型的辅料与主药的理化性质密切相关且各不相同。片剂最终会是多大，一般都是经过处方的优化设计和精心确定。

此外，药物往往需要在体内维持一定的药物浓度才能发挥药效。为了减少药物的日服用次数，尤其是在体内代谢较快，需要一天多次服用的药物，药品生产企业往往会将这些药物设计成缓释、控释制剂，大多为一天一次给药，以求在稳定血药浓度的同时减少服药次数，从而提高患者的用药依从性。一般来说，缓释、控释制剂中主药的含量会高于普通片剂，因而在制备成型时体积也会相应增大。

绝大部分的片剂需要口服、吞咽后经过食道到达胃和小肠，进而被吸收。

遇到大个的药片是否可以把药片掰开、嚼碎或者碾碎后再服用呢？

事实上，缓、控释制剂大都是药物内芯包被外壳的结构，再通过电子激光技术在壳的一端或两端打有小孔，当药物进入酸性的胃液或碱性的肠液时，由于酸碱度的改变（即 pH 值的改变），小孔会相应溶开，药物即进行匀速释放，以达到匀速释药 24 小时的目的。

此类结构的药物一旦被掰开、嚼碎或碾碎，药物就不会经过小孔而是通过所形成的横截面来进行释放，其药物浓度会忽高忽低，不仅达不到匀速释药的目的，还可能会对机体产生危害。

比如，肠溶包衣的片剂若破坏其结构，可能导致药物提前在胃内释放而产生损伤。还有，缓、控释制剂的药物含量本来就高，结构被破坏往往意味着药物可能会迅速释放，其血药浓度会在短时间内急剧上升，贻害多多。

当然，临床上也有些缓、控释制剂是可以掰开服用的，它们并不是常规的药物内芯包被外壳的结构，而是通过一个一个的药物小分子进行释放，如美托洛尔缓释片（倍他乐克）、单硝酸异山梨酯片（鲁南欣康）等。事实上，这些药片的表面都有刻痕，可以沿刻痕均匀掰开后再服用。

那些表面没有刻痕的药物，患者切记不可以私自掰开，更不可以随意地嚼碎或碾碎后服用，正确的做法应当是咨询专业的医生或者药师。

文/药剂科　**石浩强**

这两种感冒药，是时候扔掉了！

国家食药监总局发布《关于停止生产销售使用特酚伪麻片和特洛伪麻胶囊的公告(2018 年第 92 号)》，公告认为，经过组织再评价，认为特酚伪麻片和特洛伪麻胶囊存在心脏毒性的严重不良反应，使用的风险大于获益，因此，撤销相关药品的批准文件，已上市的药品在 2018 年 12 月 31 日前完成召回，召回产品由企业所在地药品监督管理部门负责监督销毁。

“特非那丁”：存在心脏毒性反应

特酚伪麻片和特洛伪麻胶囊均用于治疗感冒所引起的发热、头痛、鼻塞、流涕、喷嚏、四肢酸痛等症状。

特酚伪麻片成份(每片)：特非那丁 15 mg；盐酸伪麻黄碱 15 mg；对乙酰氨基酚 162.5 mg。

特洛伪麻胶囊成份(每粒)：特非那丁 15 mg；盐酸伪麻黄碱 10 mg；布洛芬 100 mg。

对乙酰氨基酚、布洛芬均为解热镇痛药，盐酸伪麻黄碱可收缩血管，减轻黏膜的充血，从而缓解感冒时的鼻塞，都是感冒药中常见的组分。此次特酚伪麻片和特洛伪麻胶囊的召回事件，可能与存在心脏毒性反应的组分——“特非那丁”有关。

“特非那丁”：欧美严格限制使用

特非那丁在 20 世纪 80 年代上市，抗过敏药物，可缓解感冒时的流涕症状。由于该成分不会引起嗜睡，服药后 0.5 至 1 小时即起效，作用可持续 12 小时，因而备受青睐。

然而，随着该药的大范围使用，人们逐渐发现其可致严重的心律失常、Q-T 间期延长，甚至出现心脏骤停和猝死，尤其是在超量、与大环内酯类抗菌药物或酮康唑、伊曲康唑等吡咯类抗真菌药物合用及患者本身肝功能有损害的情况下，心脏毒性反应出现的概率会更大。

1997 年 FDA 就建议特非那丁退市，之后该药在法国、希腊等欧洲国家相继退市，英国则严格限制了该药的使用。

1989 年，特非那丁由我国扬州制药厂试字号上市，按处方药物进行管理和临床使用，在说明书中对心脏毒性风险进行了警示。目前，特酚伪麻片和特洛伪麻胶囊这两种药物具体在哪些省份销售、销售量有多大，未有相关的统计报道。但需要强调的是，已经购买使用的患者，之后应避免再次使用。

复方制剂感冒药，避免重复用药

感冒是常见的自愈性疾病，可出现发热、头痛、鼻塞、流涕、喷嚏、四肢酸痛等症状，一般对症治疗即可。

市售的感冒药一般多为复方制剂，如日夜百服宁、新康泰克、泰诺等。大多数感冒药物为非处方药(OTC 药物)，安全性相对较好。但患者在自行购买服用时，应避免两种或两种以上含有相同成分的复方制剂合用，以免重复用药，导致药物过量，甚至造成肝脏受损。

成份复杂，量效关系不明，中成药治感冒更要谨慎

感冒时，人们还习惯服用一些中成药来进行治疗，如风寒感冒可用感冒清热颗粒、正柴胡饮颗粒、柴胡注射液等，风热感冒可用银翘解毒丸、双黄连口服液、桑菊感冒片等，暑热感冒可用藿香正气水、保济丸等。

中成药与西药相比，并非安全性就一定更好，不良反应一定较低，事实上由于其成分较为复杂，量效关系不明，不良反应往往存在不确定性，甚至存在隐患。患者不应有中成药就更加安全的想法，尤其是中成药注射剂，例如双黄连注射剂 4 周岁及以下禁用，柴胡注射液则儿童禁用。

儿科常用的“神药”蒲地蓝口服液近期也被国家食药监总局要求修订药品说明书，增加恶心、呕吐、腹胀、腹痛、腹泻、乏力、头晕、皮疹、瘙痒等不良反应。此外，中成药还可能与西药产生相互作用，如藿香正气水含有乙醇，同时服用头孢菌素、甲硝唑时，可能会诱发双硫仑样毒性反应。

感冒虽是常见疾病，但在用药时仍需谨慎小心，警惕药物的禁忌与不良反应。不明确时应及时咨询医生，正确用药，避免药物损伤。

文/药剂科　***石浩强***

麝香保心丸长期服用会耐药吗？

麝香保心丸的“江湖地位”毋庸置疑，那么麝香保心丸的正确服用方式你知晓吗？长期服用会耐药吗？听药师怎么说！

长期服用会耐药吗？

麝香保心丸的主要成分除蟾酥、人参提取物、麝香，还包括苏合香、牛黄、肉桂、冰片等。市面上麝香保心丸是黑褐色有光泽的微丸，截面呈棕黄色，味苦、辛凉、含服时会有麻舌感。

麝香保心丸是一种治疗冠心病的急救药，属于中成药类的复方制剂。该药不同于许多西药，常服后不会产生耐药性及依赖性，更不会影响急救的效果。

功效与用法呢？

急救时，主要是利用麝香保心丸能迅速扩张冠状动脉的作用来达到缓解心肌缺血、缺氧的状态，纠正胸闷、心绞痛等症状。

可以在症状发作时，舌下含服2～4粒药物，当胸闷、气急等症状未缓解时，可以再5分钟内重复含服1次。

日常生活中，可以服用麝香保心丸起到保护血管内皮、抑制动脉粥样硬化及血管新生的作用，从而保护血管、预防心绞痛。一般的服用方法为：口服，1日3次，每次1～2粒。

你会正确使用和储藏吗？

麝香保心丸对胃肠道的影响不大，故无须饭后服用，一般在饭前用温开水送服比较有利于快速达到血药浓度高峰，进而有利于药物的吸收，紧急状态下，应当舌下含服。

麝香保心丸成分中苏合香比较容易挥发，故储藏时不宜与其他药物混放，以免发生窜味而影响药效，单独放置或在表面套一个塑料袋保存较为妥当。

文/药剂科　**石浩强**

关于口服避孕药，你需要知道这些

口服避孕药家族已经诞生了几十年，但是国内多数年轻女性仍然将它们“打入冷宫”。其实，口服避孕药还有很多妙用，你可能并不知道！

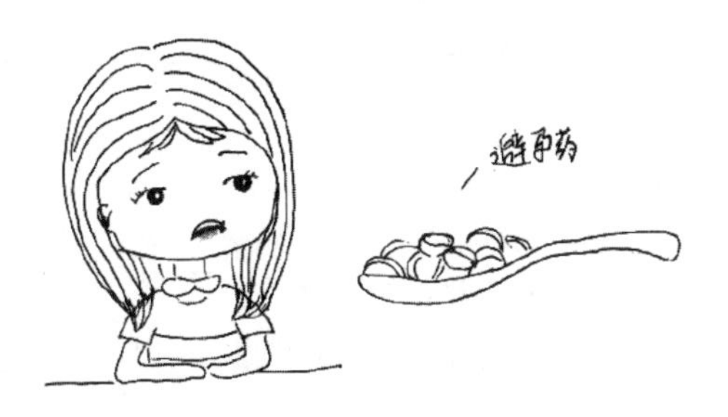

要不要口服避孕药？

口服避孕药不安全，吃多了可能致癌？

一项始于1968年英国研究证实，不管从总体还是某一特殊原因引起死亡的发生率均没有明显变化。而最新研究表明，长期使用避孕药的女性，相较于那些从未使用过避孕药的女性，结肠癌、子宫内膜癌、卵巢癌、淋巴血液系统癌症的发病风险明显降低。使用复方口服避孕药可使卵巢癌发生率降低40%～50%，且使用时间越长，保护作用越大。口服避孕药可使子宫内膜癌的发生率降低50%。这种作用在停用口服避孕药后至少保持20年。当然不容忽视的是，使用口服避孕药有可能增加乳腺癌发生的风险。

吃避孕药是否会变胖？

女性常用的避孕药大都是性激素甾体化合物，成分是雌激素和孕激素。发胖原因有两种：一种不是真正的胖，是由于雌激素造成水钠潴留，而引起的水肿；第二种就是真正的胖，是由于以往制剂中的孕激素有一定的雄激素作用，可以刺激食欲，引起肥胖。目前我们家族成员不断进化，雌激素含量更低，雄激素作用几乎没有，所以不会导致发胖。含屈螺酮的复方口服避孕药还减少水钠潴留，有降低体重的优势呢。

吃多了可能易不孕？

避孕药当然不能长期当饭吃，但并不是说，它不安全。它可是国际公认的高效、安全、可逆的避孕方法，获得了“20世纪最重要的科学进步”的美誉。现在短效避孕药的雌激素含量很低，并且停药后可很快恢复排卵受孕，对胎儿不会产生不良影响。

口服避孕药，还有哪些妙用？

口服短效避孕药还有很多其他的作用，让妇科医生和内分泌医生将其比作“神药”。

调节以及规律月经周期。比如遇到高考、旅行，你需要避开生理期，口服避孕药的作用就显现啦！如果你的生理期不规律，口服避孕药也是好帮手。

避孕药也被妇产科医生拿来用于治疗经前期紧张综合征、痛经、子宫内膜异位症，治疗非恶性肿瘤导致的异常子宫出血，减少卵巢癌、子宫内膜癌的发病风险。

它还具有降低雄激素的作用，可用于治疗高雄激素症状，如痤疮、多毛、脂溢性皮炎。大约服用6～9个月，大部分痤疮都退掉了，让你再次美丽动人。

口服避孕药，哪些人群不适合？

当然不是所有女性都适合口服避孕药，有下列情况的禁用：

（1）出现静脉或者动脉血栓形成/血栓栓塞或脑血管意外；

（2）肥胖，合并代谢疾病如糖尿病，累及血管者；

（3）严重肝、肾功能异常者，胰腺炎者（与高甘油三酯相关的）；

（4）已知或者怀疑存在受甾体激素影响的恶性肿瘤；

（5）妊娠，怀疑或已明确者，哺乳期的女性。

另外 40 岁以上和吸烟女性使用避孕药也需要相当的谨慎。

虽然短期避孕药有很多益处，但是需要提醒的是，如果你要用短效避孕药进行痛经或其他疾病的治疗，一定要咨询医生，千万不要自行用药。

最后，来认识下常见的口服避孕药吧！

(1) 紧急避孕药：指发生了无保护措施的性生活后，临时口服一次或几次的避孕药，如市面上卖的左炔诺孕酮类，其避孕效果没有口服短效避孕药好，有效率大约为 85%，研究发现紧急避孕药是导致异位妊娠发生的危险因素之一。不能把它作为常规的避孕方法。

(2) 长效口服避孕药：指每个月只需要口服一次，但整个月都有避孕作用的复方药物。这一类药物近 5～10 年在我国市面上销售的已经很少，长效口服避孕药的其他用途十分有限，避孕效果也没有口服短效避孕药好。

(3) 短效口服避孕药(oral contraception, OCs)指每天均需要口服一片，国内常常是 21 片包装，一般从月经的第 1 到 5 天开始，服用 21 天停用 7 天再开始第二个周期的服药。目前市场上也有 28 片包装的 OCs，连续服用两盒中间无须停药。

文/妇产科　高审祥　陈晨

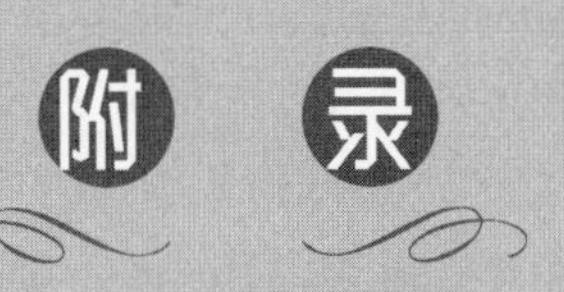

疫情期间健康防护

疫情之下，如何有效切断传播途径？

近期国家卫生健康委员会颁布试行的《新型冠状病毒肺炎诊疗方案》明确指出，新冠病毒感染的主要传播途径是经呼吸道飞沫和密切接触传播，而在相对封闭的环境中长时间暴露于高浓度气溶胶情况下存在经气溶胶传播的可能。我们也从相关媒体、文献中了解到李兰娟院士团队最早在新冠肺炎患者的粪便中找到新冠病毒，钟南山院士团队不仅在患者的粪便中也在尿液中分离出新冠病毒，虽然均是小样本报道，但是提示接触这些污染的粪便、尿液也有可能导致疾病传播，尚待研究进展明确。对于公众来说如何切断新冠病毒的传播途径，针对性地采取预防措施，对于减少和控制感染疫情非常重要。

首先了解什么是传播途径？

传染源、传播途径、易感人群是传染病引起流行的三个主要基本条件。新型冠状病毒是病原体，传染源就是新冠病毒感染发病的患者和无症状感染者，前者容易被发现隔离治疗，后者难以发现，所以在流行病学史上传染播散意义更大。第一个新冠病毒感染的患者或无症状感染者，他所带的病毒离开这个患者到达第二个易感者所经历的途径就称为传播途径。传播途径由外界环境中一种或多种因素组成。各种传染病均有各自的独特传播途径。而新型冠状病毒感染肺炎是新发、突发传染病，随着疫情的发生发展，逐渐为公众所认识熟悉，已经发现有多个传播途径，要针对性防护。

呼吸道传播为主，如何防护？

新型冠状病毒主要通过呼吸道飞沫传播。飞沫是指直径大于 5 微米的含水颗粒，咳嗽、打喷嚏、大声说话，均可从口腔或鼻腔喷溅出飞沫，距离小于 1 米的人际接触，常可吸入对方喷出的飞沫。但是飞沫传播距离很短，不会在空气中长期漂浮。从这个角度讲，在日常通风环境下，空气中一般不会有新型冠状病毒。所以建议每天至少两次开窗通风，是降低感染风险的有效措施，但是提醒大家，注意保暖。一般老百姓外出必须戴口罩。咳嗽或打喷嚏时注意咳嗽礼仪，用纸巾或肘部内侧掩住口鼻，并将使用过的纸巾丢弃进带盖垃圾桶中。在社交时保持至少 1 米的社交距离。

注意，有些人佩戴有呼吸阀式口罩，这种口罩的呼气阀是单向阀门，呼气时，排出气体正压将阀片吹开，迅速将呼出的气体排出，排气过程由于没有过滤层，如果病人佩戴这种口罩可能会将病毒排出，所以确诊和疑似病人不应该佩戴此类口罩。

气溶胶传播是指飞沫在空气悬浮过程中失去水分而剩下的蛋白质和病原体组成的核，形成飞沫核，可以通过气溶胶的形式漂浮至远处，易感者经过或驻足吸入后被感染，造成远距离的传播。在某些特殊的条件下才可能发生气溶胶传播（长时间暴露于高浓度气溶胶情况下），例如进行临床气管插管等专业医疗操作时，需要三级加强防护。如果是在常规临床护理、一般的工作生活条件下，采取正确佩戴口罩的飞沫传播防护措施，是足以满足保护普通公众不被感染的。

是否存在消化道传播，如何防护？

临床发现部分病例早期症状中，有腹泻等胃肠道症状。之后李兰娟院士团队和钟南山院士团队分别在患者粪便中检测到核酸阳性以及分离出新冠病毒，提示感染新型冠状病毒后，病毒在消化道内也可以增殖，是否一定消化道传播，有待研究。不敢信其无，故需要密切关注传播途径研究进展，以便对防控策略和个人防护措施进行完善。对普通公众来说，饭前便后要认真洗手，平时不吃野生动物，不生食，煮沸食物，公筷分餐饮食，用含氯消毒剂按要求比例对粪便进行消毒再处理。如果家里有密切接触者，最好请密切接触者使用单独卫生间，如果没有条件可每天用含氯消毒液比如 84 消毒液清洁厕所，并且用消毒液擦拭马桶的按钮、圈垫、内部，以及厕所门把手这些容易接触到的部位，另外为了自己也为了别人，盖好马桶盖，也可以减少上述说的气溶胶传播的可能。一旦养成良好卫生习惯，注意个人和家庭卫生，防苍蝇昆虫叮咬，就可以有效防范很多肠道传染病的传播。

接触传播，如何防护？

接触传播分直接和间接接触。直接接触指皮肤或黏膜直接与患者或病菌携带者接触，往往引起聚集性传播。间接接触指皮肤或黏膜接触患者或病菌携带者的体液、排泄物等污染的物品表面等。这两种方式都可以造成新型冠状病毒的传播。勤洗手，避免未清洗的手接触眼、鼻、口腔。根据英国国民保健制度(NHS)网站显示：病毒离开人体后的存活时间取决于所处环境所依附物体的表面情况，在不锈钢、塑料等非渗透性(防水)表面存活时间相对较长，在纤维织物、纸巾等渗透性表面存活时间相对较短。所以门把手、电梯按键、扶梯扶手、键盘、马桶、手机等需加倍小心，推荐使用含氯消毒液(例如84消毒液)及含有酒精的消毒产品，经常清洁这些可接触的物体表面。减少家人间，特别对儿童的亲吻、抚摸等亲昵行为。少聚集，包括购物、餐饮、集会等，必要时外出可佩戴一次性手套，使用后的手套翻面后丢弃。

母婴传播，如何防范？

母婴传播也称垂直传播，是指孕产妇的病原体通过胎盘、产道或哺乳传播给后代。共有三种传播方式：通过胎盘传播给胎儿、出生时由产道传播、母乳感染。如果说母亲是通过呼吸道传染给孩子，那就不是母婴垂直传染。

2020年2月5日，武汉儿童医院确诊两例新生儿感染新型冠状病毒肺炎，其中最小确诊的患儿出生仅30小时，其母亲是确诊的新型冠状病毒肺炎患者。对此，武汉儿童医院新生儿内科专家称应考虑存在母婴垂直感染传播途径可能。之后2020年2月12日《柳叶刀》在线发表来自中国武汉的关于9名妊娠晚期合并新型冠状病毒肺炎(COVID-19)的小样本研究。该研究提示，目前尚无证据表明新型冠状病毒感染可导致严重不良新生儿结局(胎儿畸形和其他风险)。医生在她们的胎盘、羊水和脐血中都未检测到新型冠状病毒。这都是不支持新型冠状病毒可通过胎盘传播的证据。

仍需进一步观察研究，目前尚不能完全确定母婴垂直传播。但如果母亲是新冠肺炎病毒患者，为了防止孩子被感染，还是要及时就诊和隔离住院。由多学科团队联合管理新冠肺炎感染孕产妇及其分娩的新生儿。新冠肺炎感染产妇分娩的新生儿应尽早断脐、尽早清洁，同时进行新冠肺炎感染评估，转入隔离病房。疑似或确诊新冠肺炎感染产妇的新生儿，出生后需隔离 14 天，并密切观察有无新冠肺炎感染的临床表现。产妇与新生儿分开隔离，不可同处一室，暂不推荐母乳喂养。但建议定期挤出乳汁，保证泌乳，直至排除或治愈新冠肺炎感染后方可母乳喂。

做到出门戴口罩、回家勤洗手，养成合理饮食与劳逸结合好习惯就是切段传播途径很好的方法，也是保护自己和家人最好的方法。面对疫情，相信党和国家，以好的心态，相互督促、科学防疫，相信抗击新冠肺炎的胜利一定属于我们。

文/感染科 **谢 青**

说说发热这件事

“医生，医生，阿拉爸爸一歇歇冷，一歇歇热，算哪能啦?!”

“发热就是这样的，慢慢讲，怎么不舒服?”

“慢啥么事啦，那医生哪能这样啦!”

这是急诊室常见的对话。

在苏医生小时候，看急诊是有限制的。哪怕在家测出体温40℃，到急诊没有38.3℃，也请你打道回府。但从2003年“非典”流行开始，大家对“发烧”这件事情有了深深的恐惧。“发热急诊”应运而生，所有的发烧患者开始走发热急诊流程。今天我们就来说一说发烧这件事情。大家知道，“体温”这件事情从原则上讲即便是最小的病毒也可以测，只是没有什么意义。病毒的“体温”就是环境温度，也就是说病毒并没有自己调控“体温”能力。物种一直进化到爬行动物(龟、蛇、鳄鱼等等)依旧是“冷血动物”，也就是不能依靠自己调节体温。因此蛇、龟等在寒冷的冬季选择冬眠。

物种进化至鸟类以后，便有了自主调节体温的能力，也就是说可以不顾环境温度，维持自身的体温，从而使这些生物能够适应更为严苛的环境。人类之所以可以走出非洲，在旧石器时代就可以遍布全球，维持稳定体温的能力是一个先决条件。

为了维持恒定的体温，人体需要解决两个重要问题：一是在低温环境中维持体温的能量从何而来？二是在高温环境中如何降低体温？第一个问题由身体内部的能量消耗来完成，其实日常生活中大家可以感受到大冬天进食后就会感到热乎乎的，这个称为“食物特殊动力作用”；而跑步运动以后会觉得全身发热，这个是由于肌肉运动而导致的体温升高倾向。第二个问题也有办法，人类有非常丰富的皮下血管网，在一定情况下可以开放血管增加散热，更有意思的是人类有汗腺，可以通过排汗来降低体温，这就是运动后大汗淋漓的原因。

人类调节体温的司令部在下丘脑，也就是说由下丘脑来确定一个人的体温应该是多少，长期以来我们的检测结果提示人类的核心体温在静息状态下维持在36.7～37.3℃。每一个人的情况不同体温稍有差别。例如婴幼儿的新陈代谢速度较快，体温可以稍高；育龄期妇女在排卵期有一周轻度升高的体温；下午的体温会高于上午，这都是正常的生理现象。

在病理状态下（就是生病的时候），体温就变得有意思了。几乎任何一种炎症状态，都会导致"发热"。因为所谓"炎症"就是一个病理状态，是以"红、肿、热、痛、功能障碍"为表现的状态。炎症本身不是疾病，而是机体对疾病的一种反应。肿瘤、感染、创伤以及自身免疫性疾病都可以表现为"炎症"，也可以表现为全身体温升高。这个时候就可以被护士小姐姐用各种手段测量到。

为什么"炎症"可以表现为温度升高呢？炎症状态下，人体可以分泌很多"炎症因子"。这时候下丘脑在炎症因子的刺激下做出上调体温的决定。这个策略是有积极意义的。一方面，很多病毒、细菌、真菌在人体生长都需要一个合适的温度，长期进化的结果使这些和人类活动有关的病原体适应37℃左右的人体环境，而升高体温被认为是针对这些病原体的一种对抗性反应。

另一方面，体温升高同时会导致人体疲乏，并且很容易被感知，这样一来体温就变成一个监测疾病的重要手段，想象一下我们现在有发热门诊，进出公共场所要测体温。但同时体温升高也会带来各种不适反应，特别严重的，例如日射病也会有生命危险。

按照我们前面所说，体温的维持是升温机制和降温机制共同作用导致的。那么在疾病状态时体温如何升高呢？首先机体马上把降温机制关闭：你会感觉寒冷，四肢冰冷，多穿衣服也无法改善寒冷状态；同时机体也会打开升温机制，四肢肌肉出现不自主收缩（这就是寒战）。在体温升高早期，寒战和畏寒是最典型的表现。在这个时期，体温升高很难抑制，基本没有什么手段可以阻止体温升高。临床上会要求保暖从而升高体温。

随着体温升高达到预设调定点，寒战和畏寒的感觉就改善了。这时候由于升高的体温因此人会感觉到疲乏、肌肉酸痛，头痛，食欲不振，恶性甚至呕吐。对于儿童来说，调节体温的能力不行，这个时候很容易出现体温过高，达到40℃甚至以上。如果年轻的爸爸妈妈们稍不注意可能出现高热惊厥。就需要时刻关注孩子的四肢肢端温度，一旦四肢变暖就不能再盖着厚厚的被子了。要放开四肢，帮助散热。

使用“退热药物”后，体温的调定点被重新设置了，一般会在38℃左右。对于体温处于39℃的机体而言，把体温下降到新的调定点最简单的方法就是扩张血管，大量出汗。这时候一部分体质比较弱的患者出现头晕，耳鸣，甚至出现晕厥。一般医生护士都会关照大量饮水，一定程度上也是出于对低容量(体液丢失)的保护。

在很多感染性疾病尤其是呼吸道病毒感染中，明显升高的成年人的体温是可以自行恢复的，或者用冰袋在大动脉处冰敷，从而帮助体温下降。严重升高的体温(超过39℃，至少在38.5℃以上)可以使用“消炎药物”。请记住“消炎药物”不是抗生素。抗菌素、抗病毒药物、抗真菌药物都是“抗生素”，并不具备“消炎”作用。真正可以用来降低体温的是三大类药物，非甾体类抗炎药物包括了对乙酰氨基酚(克感敏、百服宁、泰诺等)，布洛芬(芬必得、美林等)和环氧酶2的抑制剂(扶他林、莫比可等)，前两类作用迅速，后一类作用稍晚。其实真正“消炎”作用最强的是糖皮质激素类药物，但是副作用也更多。为了一个升高的体温是否值得使用药物是临床必需权衡的，因为这些药物都存在可能的副作用。这些药物都是在体温升高到顶峰时候才用的，并且唯一的作用就是降体温，改善症状，本身并不具备抗病原体的作用，也就是我们临床医生常说的能不用就不用。

知道了关于发热的背景知识，事情就好办了。以下是精华总结：

(1) 体温升高是机体对疾病的反应，仅降低体温是没有用的。疾病痊愈，体温自然恢复正常。

(2) 不是每一个疾病都有药物治疗的，在很多情况下“退烧药”仅仅缓解症状。并不能治愈疾病。

(3) 发烧这件事情就是寒战畏寒—发热—大汗，总体来说这一个过程称为“发烧”，在这个过程中，体温先从低到高，后从高到低。一般只需要用一次药物，如果最高体温并没有超过38.5℃，不推荐使用药物治疗。

(4) 发烧代表有问题，积极寻找原因是治疗的前提，感染性疾病需要找到病原和病灶，肿瘤性疾病需要定性、定位。单纯的退热一定不是临床医生最关心的问题。

（5）监测体温的时间点在体温最高峰（手脚发热时），体温下降后（大汗结束），需要记录体温以及测定的时间和用药。

（6）观察两次“发热”过程中最高以及最低体温的体温值以及数次最高体温的间隔时间对于疾病诊断很有意义。

文/内分泌与代谢病学科 苏颋为

复工后如何防护？

在抗击新型冠状病毒感染肺炎疫情的严峻形势下，相信很多人都怀着“小紧张”和“小害怕”的心情开始逐渐复工。其实只要养成好的生活习惯，做好个人防护，复工上班大可不必过于紧张和害怕（当然，老人孩子等抵抗力较弱的群体，建议还是继续宅在家里更好哦！）

复工后如何防护？瑞金医院感染性疾病和呼吸性疾病研究所所长张欣欣教授来为各位读者答疑解惑。

新冠状病毒肺炎的传染源是什么？

被新冠状病毒感染的患者都可以传播病毒，甚至可能包括处在潜伏期的患者。

新冠状病毒肺炎的传播方式有哪些？

目前来看，这种新型冠状病毒主要有三种传播途径：一是呼吸道飞沫传播：即患者咳嗽，打喷嚏甚至说话时喷出的带有病毒的飞沫被人直接吸入导致感染；二是接触传播：手接触到带有病毒的物品，然后从口腔、鼻腔、眼结膜等感染人体。对于气溶胶是否能够传播暂无定论。另外虽然在部分患者粪便中发现有病毒的成分，但是否会形成粪口传播还没有定论。

什么样的人容易被感染？

人群普遍易感。最初认为儿童不易感染，但要提醒家长，儿童感染后症状开始一般比较轻，有时候不易引起注意。

被病毒感染后会有什么样症状？

病毒感染人体后会有一个潜伏期，这时候可以没有任何症状。潜伏期1～14天甚至更长，多为3～7天。

潜伏期过后，会出现一些感冒样症状，如发热，乏力、干咳，少数患者伴有鼻塞、流涕、腹泻等症状。如果在一周左右出现呼吸困难则可能是重症患者。有些人会迅速进展，出现休克等，属于危重患者，他们也可以没有发热或仅有低热。部分患者仅表现为低热、轻微乏力等，并没有肺炎的表现，这种患者多在一周后恢复。

新型冠状病毒虽传染性很强，但大多数患者感染后经过有效治疗很快就痊愈；不过，原本有慢性基础疾病如心脏病、脑血管疾病、糖尿病等的患者和老年人被感染后较容易成为重症甚至危重患者。

何种情况需要到医院确认是否被感染？

什么样的发热病人才需要及时到医院就医？据《新型冠状病毒感染的肺炎诊疗方案》新冠病毒肺炎的诊断标准，这几类人要重视：

(1) 在发病前14天内，有武汉地区或其他有本地病例持续传播地区的旅行史或居住史。

(2) 14天内曾接触过来自武汉市或其他有本地病例持续传播地区的发热或有呼吸道症状的患者。

(3) 有聚集性发病或与新型冠状病毒感染者有流行病学关联的情况。

有上面三种情况之一并且出现病毒性肺炎症状如发热、咳嗽、全身乏力甚至呼吸困难的患者，应该到医院进一步检查。当前部分地区已经不光是疫区外来人员输入传染，越来越多的内部人员扩散传染也开始形成，第三种情况显得尤为重要。

前往医院就医需要注意哪些？

就医时，应主动戴上口罩，就近到定点发热医疗机构就诊，尽量避免乘坐地铁、公共汽车等；避免前往人群密集场所；如实告知医生自己在疫情期间的旅行史和居住场所，包括接触的人群等信息。

什么叫疑似病例和确诊病例?

疑似病例需结合流行病学史和临床表现综合分析。确诊病例需有呼吸道标本或血液标本,进行实时荧光 RT-PCR 检测新型冠状病毒核酸阳性,或病毒基因测序,与已知的新型冠状病毒高度同源。

现在有药物可以预防新型冠状病毒肺炎吗?

目前没有。最好的预防方法是减少外出活动,避免进入人群密集的场所,外出佩戴符合标准的医用外科口罩,保持手卫生,勤洗手、勤消毒。

什么叫病例的密切接触者?

密切接触者指与病人发病后有以下接触情形之一,但未采取有效防护者。比如与病例共同居住、学习、工作过;诊疗、护理过病例的医护人员;探视过病人的家属或陪护人员;与病例人坐同一交通工具并有近距离接触人员;根据流行病学调查和现场情况,由卫生防疫人员综合评定确定的人员。

什么叫可疑暴露者?

可疑暴露者是指暴露于新型冠状病毒检测阳性的野生动物、物品和环境,且暴露时未采取有效防护的加工、售卖、搬运、配送或管理等人员。

对密切接触者或可疑暴露者如何管理?

按照规定,目前这两类人群需要进行医学观察。观察期限为自最后一次与病例发生无有效防护的接触或可疑暴露后 14 天。

采取居家或集中隔离医学观察,无法居家隔离医学观察的密切接触者,可安排集中隔离观察。居家医学观察对象应相对独立居住,原则上不得外出。如果必须外出,应经医学观察管理人员批准后,并佩戴一次性外科口罩,避免去人群密集场所。

观察期间,由指定的管理人员每天早、晚各进行一次体温测量,并询问其健康状况。如果出现发热、咳嗽等呼吸道感染症状,如发热、咳嗽、气促等急性呼吸道感染症状者,应立即向当地的卫生健康部门报告,并按规定送到定点医疗机构诊治,采集标本开展实验室检测与排查工作。

期满时，如未出现上述症状，解除医学观察。

另外，需要对可疑暴露者开展健康告知工作。对可疑暴露者，由县级卫生健康行政部门与相关部门，组织进行健康告知，嘱咐大家在出现发热、咳嗽等呼吸道感染症状时要时就医，并主动告知其职业或动物接触情况等。

瑞金版安全复工口诀

告知你从哪里来，又曾去到哪里过。
时刻牢记手卫生，戴好口罩最重要。
工作环境勤通风，一米间隔少不了。
线上办公可以有，人不聚集危险小。
电梯公厕有风险，触摸过后洗手操。
咳嗽喷嚏要捂嘴，呼吸礼仪记在脑。
吃饭实行分餐制，公筷私碗要管好。
公共交通少利用，骑车走路练练脚。
瑞金专家告诉你，记牢口诀差不了！

文/感染性疾病和呼吸性疾病研究所　张欣欣
医院感染管理科　倪语星

居家民众的心理防护

“新冠肺炎”疫情来势汹汹，不仅危及民众的生命安全，也给民众带来严重的心理冲击。居家防护这一特殊时期的特殊防护手段也对民众产生一系列不同程度的心理影响。面对疫情，出现紧张、担忧是自然而然的事情，是正常的心理变化，但过度的焦虑抑郁甚至恐慌则会损害心理健康，阻碍应对疫情的积极行为。所以在防疫战役中，不要忘记心理防护。

居家防护期间常见的心理或精神问题：

（1）焦虑和恐慌：目前绝大部分民众已经认识到新冠肺炎的危害和抗疫的严峻形势，普遍存在焦虑心理。除了担忧自己和家人被感染，更担忧疫情继续蔓延，不知何时能得到有效遏制，整日处于惶惶不安中。还有一部分人过分关注疫情的负面消息，反复查看相关内容，也加重了紧张，恐慌情绪。疑病心理也是紧张恐慌的原因之一。一旦自己或家人出现身体不适，特别是呼吸道相关的症状，便怀疑是否被感染，导致紧张担忧加剧。

（2）愤怒：愤怒也是常见的情绪反应。面对疫情，内心的安全感被威胁，很容易觉得无助，无力。从心理学角度看，愤怒也是一种心理防御。疫情引发愤怒有多重原因，对疫情爆发的愤怒；对防疫各部门工作、干预措施的抱怨、不满，对疫情蔓延的无助、无望等，都可以通过愤怒情绪得到发泄。

（3）抑郁：居家防护无法出门导致与社会相对隔绝，生活节律被打乱，疫情带来的压力，都容易让人精神疲劳，萎靡不振，对生活失去兴趣，无法像往常一样体验到生活中的乐趣；如果对疫情持悲观态度，更容易引发消极、无望的情绪，这些都是抑郁的信号。

（4）情绪相关的躯体不适：在疫情期间，身体出现不适症状，可能是生理的原因，也可能来源于心理上。强烈的情绪会导致躯体感受性增加，容易产生种种躯体不适，涉及全身各个系统。常见的躯体不适包括心慌、胸闷、气短，呼吸不畅，气道阻塞感等。头晕头胀，疲倦，食欲下降，血压不稳，月经紊乱。这些躯体不适往往增加疑病的倾向，常引发"是否感染"的恐慌。

（5）认知问题：在应激状况下，人体会调动资源重新分配到心脏、肌肉等重要器官，大脑的血液养分减少，导致注意力不集中，无法专注，判断力、感知能力下降。另外，也可能出现偏执，草木皆兵心理，"看谁都是携带者"，不信任他人，敌意增加。对他人是否带口罩、咳嗽等举动异常敏感，易与人产生冲突。

（6）行为问题：对疫情的认识和情绪状态对行为有较大影响。常见的行为问题表现在回避日常生活内容，行为退缩，对家人的依赖增加，生活懒散，活动减少等。还可能出现反复洗手、消毒、测体温等强迫行为：或者不健康的生活方式增多：吸烟、饮酒、熬夜、暴饮暴食等。在恐慌中也容易出现盲目从众行为：抢购，囤积消毒用品、食物，药物等。

（7）盲目乐观：面对困难，适度乐观对保持心理健康有益。但需要警惕盲目乐观：认为自己没去过疫区，没接触过患者，没有感染风险，疫情和自己无关。殊不知麻痹大意，防护不足，有可能导致疫情卷土重来，因此要避免盲目乐观。

居家防护期间心理问题的高危人群

疫情当前，人人自危，在某个时刻或多或少都有心理波动。但以下人群更容易出现心理问题，要格外当心。

（1）既往有焦虑抑郁、强迫障碍等病史，由于疫情期间的精神紧张，恐慌，病情容易加重，或者复发。

（2）平素注重身体健康，对健康信息较为关注；或者有疾病恐惧，内心排斥生病、死亡等对健康、生命有威胁的负性健康事件，容易出现过分担忧。

（3）亲朋好友中有感染者或需要隔离者，近距离感受到感染风险者。

居家心理防护措施

面对疫情，居家防护期间，保持良好的生活节律、适当运动和娱乐、掌握必要的心理健康维护方法是保证身心稳定的基本条件。

（1）正确态度面对居家防护：要认识到居家防护是防疫抗疫的科学手

段，也是当前防止疫情蔓延的必要措施。坚信在中央领导下，一定能打赢这场疫情阻击战。主动学习疾病知识，了解科学的防护方法，加强自我防护的能力。相信各级政府公布信息的权威性，不信谣、不传谣，要保持对疫情相关信息的判断力，保有一双能识别传言或不实消息的火眼金睛。

（2）做好疾病防护，减少感染风险：增加必要的防护措施，出门戴口罩，减少人群聚集机会，勤洗手，必要的消毒等，减少感染的机会，切断感染的途径，保护自身免于感染。

（3）适当进行信息管理：多关注正能量、美好的的事情，定时关注权威信息，主动隔离负面新闻，防止信息超载。对许多人来说，引发其焦虑的不是信息的缺乏，而是信息过载。某种程度上，不断更新的信息就是焦虑恐慌的导火索。所以适当的信息隔离，是必要的自我保护措施。

（4）保持适当的社交联络：居家防护使得正常的人际交往无法进行，闭门不出，也容易产生孤独感。所以，要多和亲朋好友通过各种途径保持联系。每天有适当的交流，除了可以增加感情，也达到相互鼓励、获得情感支持和关心、增加心理支持的目的。

（5）保持规律的生活方式：尽管活动范围仅限于家中，我们仍要积极生活。把精力放在当前的日常生活中，努力保持有序的生活方式和规律。带着感恩的心珍惜与家人朝夕相伴的时光，在家中营造轻松和睦、相亲相爱的氛围。有意识安排家人共同的生活内容，比如游戏、打牌、观看电视节目等，不但能消磨时间，还能增加家人间的亲密感。规律、秩序、掌控感是应对焦虑恐慌的有效手段。日常生活中，尽可能保持原有的生活作息，按时起居，饮食节制、保证睡眠，不过度使用烟酒来排解无聊或不良情绪。

（6）增加愉悦心情的时间：每天安排一段时间，做能让自己放松、愉悦的活动，比如写书法、画画、做手工、听音乐、读书、冥想打坐等，都可以使自己从疫情危机中脱离出来，让身心得到抚慰。另外，适度运动和放松练习也能达到愉悦身心的作用。比如家庭健身、瑜伽、健身操、太极，八段锦等居家期间可以尝试。肌肉渐进式放松、腹式呼吸等都是有效的放松、减轻焦虑的方式。

（7）积极应对心理问题：疫情带来压力，恐慌，甚至会有心身的创伤。因而，产生一定的消极情绪十分正常，不必有心理负担，接纳我们的情绪，有助于更好的生活，应对疫情。轻度的情绪困扰可尝试自我调整，但明显的紧张、恐慌，严重影响日常生活者，自我调节往往收效不大，需要专业的心理援助。可拨打各级心理热线，寻求专家远程帮助，必要时到心理门诊面诊。

文/临床心理科　**金海燕**

特殊时期该如何吃？

疫情期间应该怎么吃？综合中国营养学会以及中华医学会肠外肠内营养分会的饮食推荐，我们建议大家这样吃来增加免疫力，保持健康活力！

（1）谷薯类食物要保证，每天应摄入250～400克，包括大米、小麦、玉米、荞麦、红薯、马铃薯等。

（2）优质蛋白质类食物要充足，包括瘦肉类、鱼、虾、蛋等，每日150～200克，蛋白质食物，奶类、大豆类食物要多选，坚持每天一个鸡蛋。

（3）多吃新鲜蔬菜和水果，每天超过5种，最好500克以上。其中一半为深色蔬果类。

（4）适量增加优质脂肪摄入，包括烹调用富含n－9脂肪酸的植物油和硬果类多油性食品如花生、核桃等，总脂肪供能比达到膳食总能量25%～30%。

（5）保证充足饮水量，每天1 500～2 000毫升，多次少量、有效饮水；可以饮温开水或淡茶水。饭前饭后菜汤、鱼汤、鸡汤等也是不错选择。

（6）不要接触购买和食用野生动物；注意厨房食物处理生熟分开，动物食物要烧熟、煮透；家庭用餐，实行分餐制或使用公勺公筷等措施，避免与家人相互传染。禁烟酒，避免辛辣刺激食物。即使在发生疫情的地区，如果肉食在食品制备过程中予以彻底烹饪和妥善处理，也可安全食用。最好选用煮蒸炖等健康烹调方式。

（7）新鲜蔬菜、水果以及坚果等植物作物中富含B族维生素、维生素C、维生素E等，具有较强的抗氧化、调节免疫作用，应注意补充。也可适量添加营养素补充剂。

（8）大豆及制品、蘑菇类食物、枸杞、黄芪等食物中含有黄酮、甜菜碱等抗氧化物质，瘦牛、羊肉中含有丰富的蛋白质、左旋肉碱都有助于增强抵抗力。

(9) 食欲较差进食不足者,应注意补充 B 族维生素和维生素 C、维生素 A、维生素 D 等微量营养素。

(10) 保持适量活动(不参加集体活动),增加日照时间。

(11) 流行期间,不要节食,不要减重。

(12) 规律作息和充足睡眠,每天保证至少 7 小时。

(13) 饮食不足,老人及慢病消耗基础疾病患者,建议增加特殊医学用途配方食品,每天口服营养补充 400～900 千卡。

当然我们也要特别提醒,控制含糖饮料以及零食、坚果等摄入,因为这些都是高热量食物,不易过量食用。

虽然已经复工,但是仍不建议聚餐或堂食,最好居家自行煮饭,食物要煮熟,蔬菜水果要用水洗净。

少吃外卖。因为外卖的制作与运输过程中有太多的不确定性,如能不叫外卖就不叫,一定要叫,可以挑选品质有保障的餐饮店,出门拿外卖应该带上口罩,并且避免与骑手直接接触。

网传吃大蒜、多喝酒、多吃盐、多吃板蓝根、金银花等预防病毒等行为均无任何可靠科学证据,切勿盲从。

总的来说,宅在家中的朋友们饮食上确保食品安全新鲜,营养均衡,切勿暴饮暴食,多喝水,增加些运动,还有勤洗手,戴口罩,个人防护不能忘!

文/临床营养科　施咏梅

后　记

开始做医学科普以来，我们一直在思考：何谓医学科普？怎样科普医学？编者以为，医学科普应该是兼具科学性和普及性乃至人文性的，一边是医学的专业，另一边则是专业以外的世界，医学科普的作用就是要让另外一个世界了解医学知识，从而改变人们不健康的生活方式，积极拥抱健康生活。

2013年，瑞金医院在全市医务系统中率先创办了医院官方微信，以发布医院新闻、医学人文故事以及医学科普知识为主。多年来，公众号陆续积累了数百篇优秀原创科普作品，深受读者和各大媒体的喜爱。本书收录了近几年在官方微信平台发布的阅读量较高的科普作品90篇，包含了12余万文字和30余幅医务人员的原创手绘插图。编撰期间得到许多专家的指导与帮助，《瑞金医生教你·健康那些事儿》终于付梓。

我们坚持所有医学科普作品的原创性、科学性、权威性和可读性，充分挖掘医院既有的优秀团队和优势力量。所有科普作品均由副主任以上医生予以把关审核，其中不乏科主任、国家杰青等医学大咖亲笔创作的科普内容；科普宣传团队紧抓社会热点，内容主题时效性强、涉猎面广、内容丰富、形式多样，通过“接地气”的再创作，把严谨枯燥的医学知识转化为符合时下受众需求的健康科普作品。

《黄帝内经》云：“上医治未病，中医治欲病，下医治已病”。医学科普最终的目的，是为老百姓“治未病”提供依据。